In Memoriam Cornelia

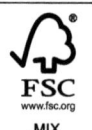

Fritz Reinecke

Der Hausarzt für untenrum

Psychosomatische Störungen in der Urologie

Dr. Fritz Reinecke, Facharzt für Urologie und Psychotherapie, war 30 Jahre lang als Urologe in eigener Praxis tätig. Anschließend folgte eine 15-jährige privatärztliche psychotherapeutische Beratertätigkeit in der urologischen Abteilung der Asklepios Klinik Hamburg-Barmbek.

© 2021

Autor: Fritz Reinecke

Lektorat & Layout: Hergen Hillen, Fachlektorat für Wissenschaft & Wirtschaft

Herstellung und Verlag: BoD - Books on Demand, Norderstedt

ISBN: 978-3-7534-8218-7

Bibliografische Information der Deutschen National-bibliothek: Die Deutsche Nationalbibliothek verzeichnet diese Publi-kation in der Deutschen Nationalbibliografie; detaillierte bibliografische Daten sind im Internet über http://dnb.dnb.de abrufbar.

Inhalt

I. EINFÜHRUNG

Volksmeinungen und intuitives Wissen treffen die Wahrheit über ein Geschehen oft genauer als medizinische Untersuchungen. „Wenn wir uns vor Angst in die Hose machen", handelt es sich nicht um ein urologisches Inkontinenzproblem. Wir müssen die Ursache klären und Lösungen finden, wie die Angst zu beheben ist. Nur so ist es möglich, das unangenehme Symptom der Inkontinenz zu unterbinden.

Jeder weiß, was gemeint ist, wenn wir sagen: „Das geht mir an die Nieren". Selten sind krankhafte urologische Veränderungen ursächlich. Viel häufiger können Patienten die umweltbedingten Belastungen nicht mehr (er-)tragen. Auch hier müssen weniger belastende Lösungen gefunden werden. Aus unterschiedlichen Blickwinkeln wird in den Beträgen dieses Buches veranschaulicht, wie psychogene Veränderungen (Alterationen) körperlich zu spüren sind und krankmachend gedeutet werden.

Die Harnblase ist ein Organ, mit dem wir Druck ablassen. Ist ein Harnwegsinfekt oder eine Blasenentleerungsstörung ausgeschlossen, wird selten an die Möglichkeit gedacht, dass auch psychogener Druck ursächlich für den ständigen Druck im Bereich der Blase sein könnte.

Selbst stressbedingte Belastungen aus der Vergangenheit sind hier von Bedeutung. Viele von uns gehen lieber vor einer Veranstaltung schnell noch einmal zur Toilette, um die Blase zu entleeren, weil sie sich unbewusst daran erinnern, wie unangenehm es sein könnte, eingepfercht in einer Kinoreihe zu sitzen, wenn eine volle Blase drängt, entleert zu werden.

Wie psychosoziale Konflikte nicht nur zu funktionellen Störungen, sondern auch zu körperlichen Beschwerden führen können, wird in einzelnen Beiträgen und anhand von Fallgeschichten in diesem Buch erläutert.

Wir sind als soziale Wesen in einer Gemeinschaft darauf angewiesen, die Gefühle von anderen wahrzunehmen, weil die Kommunikation mit anderen vorrangig auf emotionalem Weg und wesentlich weniger auf rationalen Wegen stattfindet. Sind andere traurig und beginnen zu weinen, ist es schwierig, sich den Gefühlen zu entziehen. Ähnlich wirken sexuell stimulierende Gefühle und bewirken die gewünschten sexuellen Funktionen. Ein liebevolles Aufeinanderzugehen ist oft wirksamer als die Reparatur von vermuteten körperlichen Defekten, wie anhand von Beispielen gezeigt wird.

Es wird erläutert, wie sexuelle Funktionen als körperliche Reaktionen auf sexuell stimulierende Gefühle entstehen wie beispielsweise Weinen eine somatische Reaktion auf ein Gefühl von Traurigkeit bedeutet und nicht als eine Überfunktion der Tränendrüsen einzustufen ist. So können bei Gefühlen von Angst, den Erwartungen nicht zu entsprechen, sexuell stimulierende Gefühle verdrängt werden und die davon abhängigen sexuellen Funktionen nicht zustande kommen.

Ständige Sorgen schwächen das Immunsystem, das nicht nur vor krankmachenden Faktoren schützt, die von außen kommen, es übernimmt auch eine schützende Funktion bei Veränderungen, die im eigenen Organismus stattfinden. Es kommt fortwährend zu Umbauprozessen, indem nach einem genetisch festgelegten Muster durch Zellteilungen ständig neue Zellen entstehen. Fehlerhafte Zellteilungen machen die Bildung von „bösartigen", also Krebszellen nicht nur möglich, sondern diese Abläufe vollziehen sich jederzeit. Für ein gesundes Immunsystem ist es kein Problem, derartige Unregelmäßigkeiten zu korrigieren.

Es wird aufgezeigt, wie Krebserkrankungen verhindern werden können, wenn wir nicht nur schädigende Umweltfaktoren, sondern auch seelische Belastungen meiden. Frauen, die an Brustkrebs erkrankt sind, wird geraten, den Mann zu wechseln. Zudem erkranken Frauen, die von ihren Männern geliebt werden, wesentlich seltener an Brustkrebs.

Die Beiträge werfen einen anderen Blick auf das Arzt-Patienten-Verhältnis. Ärzte glauben immer zu wissen, was den Patienten fehlt, und empfehlen eine Therapie, deren Anwendung auf der eigenen subjektiven Sichtweise und auf individuellen Erfahrungen basiert und die daher als richtig angenommen wird.

Dabei sind Ärzte jeweils nur Experten für Erkrankungen. Im Gegensatz dazu sind Patienten und bleiben, solange sie bei klarem Verstand sind, Experten für ihren individuellen Organismus, den keiner besser kennt als sie selbst. Das, was diese beiden Experten mit jeweils einer anderen Perspektive verbindet, ist die jeweilige Krankheit.

Ärzte im Umgang mit Erkrankungen verfügen über Erfahrungen und empfehlen im Gespräch eine Therapie, die für Patienten hilfreich sein könnte. Patienten sollten bei Ärzten Gefühle dafür entwickeln, dass Ärzte merken, was ihren Patienten gut tun könnte. Dabei sollte Aufklärung als ein langwieriger Prozess in Gang kommen, der erst endet, wenn in einem so gestalteten Aufklärungsgespräch Patient und Arzt als Experten für unterschiedliche Bereiche eine Lösung gefunden haben, die von beiden Seiten gleichermaßen akzeptiert wird. Nur so kann es zu einer vertrauensvollen Arzt-Patienten-Beziehung kommen, die eine der wichtigsten Voraussetzungen für eine erfolgreiche therapeutische Intervention ist.

Wie lassen sich Selbstheilungskräfte aktivieren?

Vertrauen und der Glaube an den Erfolg der gewählten Therapie sind für Patienten wichtige Faktoren, die zusammen individuelle Selbstheilungskräfte mobilisieren. Die Aktivierung von Selbstheilungskräften ist bei Therapieerfolgen von enormer Bedeutung und wird häufig unterschätzt.

Ich erwarte, dass behandelnde Ärzte die subjektive Entscheidung der Betroffenen geduldig abwarten, auch wenn objektiv die Indikation für einen Eingriff bereits gegeben ist. Bei Patienten darf nicht der Eindruck entstehen, dass er zu einem therapeutischen Eingriff überredet worden ist. Eventuell auftretende Komplikationen sind wesentlich besser zu verkraften, wenn sich der Patient selbst für den Eingriff entschieden hat.

Was ist zu tun, damit Patienten die besondere Fürsorge nicht nur spüren, sondern Ärzte auch dazu verpflichtet sind, ihre Bemühungen ständig zu verbessern?

Bei invasiven Eingriffen ist es unumgänglich, dass der ausführende Arzt sein Vorgehen ausgiebig mit Betroffenen in einem persönlichen Gespräch darlegt. Wenn Patienten anderen Personen die Kontrolle über ihren Körper überlassen, ist absolutes Vertrauen in diese Person wichtig. Nur in einem persönlichen Gespräch ist es möglich, die notwendige Vertrauensbasis herzustellen.

Ärzte, die in ihrer Funktion bei Patienten intervenieren, sollten nur aktiv werden, wenn sie absolut sicher sind, dass ihr Vorgehen die Gesundheit und Lebensqualität des Patienten verbessert. Wenn diese Voraussetzung nicht gegeben ist, müssen Ärzte die geplante Intervention ablehnen. Sie handeln unethisch, wenn Ärzte aus anderen Gründen agieren, als dem Patienten zu helfen. Sind besorgte Angehörige involviert, sollten sie über den Erfolg bei Eingriffen umgehend informiert werden.

Es wird aufgezeigt, wie wichtig es ist, während des Arztgesprächs die Emotionen des Patienten zu berücksichtigen. Der alleinige Austausch von Informationen ist nicht ausreichend. Arzt und Patient müssen in Beziehung treten und es fortwährend bleiben. Ärzte müssen lernen, mit den Gefühlen ihrer Patienten umzugehen. Viel zu häufig werden von Ärzten die Gefühle ihrer Patienten ignoriert.

Es darf nicht die Situation eintreten, dass Patienten mit Ängsten und Sorgen zurückgelassen werden. Die menschliche Zuwendung ist von allergrößter Wichtigkeit. Es wird darauf hingewiesen, dass bei der Aufklärung in kleinen Schritten vorzugehen ist, weil sich Patienten bei zu vielen Information häufig überfordert fühlen.

Ärztliches Handeln sollte in schwierigen Situationen immer eine begleitende Funktion einnehmen und letztlich sollten Ärzte auch die Rolle eines „Seelsorgers" übernehmen.

Auch wenn keine Therapie mehr möglich ist, beginnt die eigentliche ärztliche Tätigkeit: Dem Patienten begleitend dabei zu helfen, diese Welt in Würde zu verlassen. Leider fehlt dieser wichtige Punkt in der Ausbildung von Ärzten, ist aber von eminenter Bedeutung und sollte in keinem Weiterbildungspragramm der Zukunft fehlen.

In den einzelnen Beiträgen werden unabhängig voneinander Störungen im unteren Körperbereich nach unterschiedlichen Gesichtspunkten dargestellt. Jeder Beitrag steht für sich und kann auch als solcher unabhängig von anderen Beträgen gelesen werden. Dabei sind Wiederholungen wichtiger Fakten ausdrücklich erwünscht.

II. INTERVIEW

Sieben Fragen an Dr. med. Fritz Reinecke, Facharzt für Urologie und Psychotherapie aus Hamburg, der nach 30-jähriger Tätigkeit in eigener Praxis im Alter seine berufliche Erfüllung als privatärztlich tätiger Psychotherapeut gefunden hat.

Herr Dr. Reinecke, warum haben Sie sich für das Fach Urologie entschieden?

Fasziniert haben mich vor 45 Jahren die diagnostischen Möglichkeiten in der Urologie zu einer Zeit, in der es noch keine Sonografie, Computer- oder Magnetresonanztomografie gab. Die Endoskopie in Verbindung mit der Radiologie ermöglichte einerseits eine exakte somatische Diagnostik, andererseits ist aber auch viel Einfühlungsvermögen erforderlich, um Betroffene mit diesen invasiven Untersuchungsverfahren nicht zu verschrecken.

Wie kam es zu dem Entschluss, sich als Urologe niederzulassen?

Im Verlauf meiner Weiterbildung an der urologischen Universitätsklinik war ich vorrangig in der Poliklinik im Rahmen der ambulanten Diagnostik tätig. Mich hat begeistert, Patienten in ihrer ureigenen Problematik zu erleben und gemeinsam mit den Betroffenen Lösungswege zu finden. Besonders spannend fand ich Patienten, die mit umfangreichen Beschwerdebildern kamen und schon mehrfach andernorts voruntersucht wurden. Herausfordernd war für mich speziell in diesen Fällen, für die jeweilige Problematik zufriedenstellende Lösungen zu finden. Um in diesem Sinne unabhängiger tätig zu sein, bot sich 1976 eine Gelegenheit, eine urologische Praxis in Hamburg zu übernehmen.

Wie sind Sie zu Ihrem heutigen Schwerpunkt der psychotherapeutischen Medizin und Psychotherapie gekommen?

In der eigenen Praxis wurde ich mit Krankheitsbildern konfrontiert, denen ich trotz qualifizierter Weiterbildung glaubte, nicht gerecht werden zu können. Viele Patienten klagten über wiederholt auftretende diffuse Beschwerden ohne entsprechende somatische Befunde. Sensibilisiert durch die Fortbildung „Psychosomatische Grundversorgung" fiel mir auf, dass diese Beschwerden insbesondere auftraten, wenn belastende Umwelteinflüsse im Vordergrund standen. Die Symptome wurden deutlich weniger, wenn es gelang, für die negativen Umwelteinflüsse andere stressfreiere Lösungen zu finden. Ich entschloss mich zu einer 4-jährigen berufsbegleitenden Weiterbildung in tiefenpsychologisch fundierter Psychotherapie, um diese Erkenntnisse in qualifizierter Form nicht nur diagnostisch, sondern auch therapeutisch nutzen zu können.

Wie wichtig ist aus Ihrer Sicht die Psychosomatik für das Fachgebiet Urologie?

Für mich ist es wichtig, bei Erkrankungen nicht nur nach somatischen Defekten zu suchen, die wie bei Maschinen repariert werden müssen. Es ist immer zu bedenken, dass es sich bei Patienten um Individuen handelt, bei denen auch Konflikte zu körperlichen Beschwerden führen können. Anstatt Symptome medikamentös zu beseitigen, sollten für Probleme und Konflikte andere weniger krank machende Lösungen gefunden werden. Symptome sind keine Defizite, sondern oft wertvolle Hinweise auf die Art einer Störung. So wie sexuelle Lustlosigkeit kein Hormonmangelsyndrom ist, sondern lediglich besagt, dass unter den herrschenden Bedingungen Sexualität keinen Spaß macht.

Wie sieht ihr Arbeitsalltag aus?

Nach 30-jähriger Tätigkeit in eigener Praxis habe ich meine Praxis vor zehn Jahren an einen Nachfolger übergeben. Aufgrund meiner Doppelkompetenz als Facharzt für Urologie und Psychotherapie wurde ich gebeten, auch weiterhin für besondere Fälle zur Verfügung zu stehen. Besonders anerkennend fand ich, dass auch eine Hamburger urologische Klinik diese Kompetenz in Anspruch genommen hat. Auch dort stehe ich wöchentlich einen Nachmittag für Patienten zu Verfügung. Seit Jahren treffe ich mich regelmäßig mit dem leitenden Oberarzt. Gemeinsam suchen wir nach Wegen, um den individuellen Bedürfnissen der Patienten gerechter zu werden. Es ist eine schönes Gefühl, im Alter noch gefragt zu sein, die gemachten Erfahrungen weitergeben zu können und als Belohnung viel Zuwendung zurückzubekommen.

Wie lautet Ihr Arbeitsmotto?

Geprägt durch frühere Erfahrungen reagieren Menschen unbewusst mit individuellen Verhaltensweisen. Eine Erkrankung hat für jeden Betroffenen eine andere Bedeutung. Das sollte bei allen Patienten immer berücksichtigt werden. Auch Ärzte sollten ihr unbewusstes Verhalten reflektieren und die subjektiven Bedürfnisse der Patienten mit einbeziehen. Leitlinien sind hierbei wenig hilfreich.

Wenn Sie noch einmal am Anfang Ihrer Berufsausbildung stünden, gäbe es etwas, das Sie anders machen würden und wenn ja, was wäre das?

Mit der Facharztausbildung würde ich aus heutiger Sicht gleichzeitig eine psychotherapeutische Weiterbildung anstreben. Bei gleichwertiger Berücksichtigung der psychosozialen Aspekte bietet die Urologie in Verbindung mit vielen funktionellen Störungen ein spannendes Fachgebiet. Symptome wie bei einer überaktiven Blase oder partnerschaftsbedingten sexuellen Störungen sind dann wesentlich besser zu verstehen, wenn nicht nur somatische Aspekte berücksichtigt werden.

III. PSYCHOSOMATIK IN DER UROLOGIE

1. Konflikte im kleinen Becken

Ob Reizblase, rezidivierende Harnwegsinfekte, chronische Prostatitis oder Frust mit der Lust – eine ganze Reihe urologischer Krankheitsbilder kann durch psychosoziale Konflikte verursacht sein. Im Folgenden werden die wichtigsten Beispiele von Interaktionen zwischen Psyche und Soma im Urogenitaltrakt beschrieben.

Psychosomatische Beschwerden treten auf, wenn sich psychosoziale Konflikte in körperlichen Symptomen äußern. Wie schon der Volksmund sagt, schlagen Sorgen auf den Magen. Die, die es im Kopf nicht mehr aushalten, bekommen Kopfschmerzen, andere machen sich vor Angst in die Hose. Typisch ist, dass als Erklärung für die Beschwerden kein krankhafter Befund vorliegt. Bei Frauen lauten die Diagnosen: Reizblasensymptomatik oder Rezidivneigung von Harnwegsinfekten; bei Männern: vegetatives Urogenitalsyndrom oder oft fälschlicherweise chronische Prostatitis. Wenig Beachtung findet dagegen der Hinweis, dass funktionelle sexuelle Störungen wie Lustlosigkeit, vorzeitiger Samenerguss und erektile Dysfunktion eine Folge psychosozialer Konflikte sein können.

Zwischen Spannung und Entspannung

Die Blase als Urinreservoir füllt sich bei entspannter Blasenmuskulatur kontinuierlich, ohne das wir etwas davon merken. Eine muskuläre Verspannung im Becken-Boden-Bereich verhindert den unwillkürlichen Urinverlust. Beim Entleeren der Blase kommt es umgekehrt zu einer Anspannung des Blasenmuskels und zu einer Entspannung des Beckenbodens. Man lässt los! Dieser Wechsel zwischen Verspannung und Entspannung im Blasen-Becken-Boden-Bereich ist für vegetative Dysregulationen äußerst anfällig, die von psychosozialen Konflikten ausgehen (z. B. häufiger Harndrang in Stresssituationen).

Die Tatsache, dass wir auf der Toilette unsere Blase entleeren, ist eine Frage der Erziehung. Dabei lernen wir, den Entleerungsreflex zu unterdrücken, bis ein geeigneter Ort für die Blasenentleerung gefunden worden ist. Bei nachlassender Hirnleistung im Alter greift die Erziehung nicht mehr. Wie nach der Geburt wird die Blase reflexartig unkontrolliert entleert. Wir werden wieder inkontinent.

Eine strenge und nicht einfühlsame Sauberkeitserziehung kann zeitlebens das Miktionsverhalten (die Blasenentleerung) beeinflussen. Das Bettnässen (Enuresis) bei Kindern zeigt, welchen Einfluss unser soziales Umfeld auf die Blasenentleerung hat. Ohne somatischen Befund ist das Einnässen als Ringen um Anerkennung und Aufmerksamkeit zu verstehen. Betroffene Kinder „weinen" durch die Blase. Sie machen so auf ein psychosoziales Problem aufmerksam, das von engen Bezugspersonen ausgeht. Behandelt werden sollte nicht das Symptom bei den Kindern, sondern die Störung im sozialen Umfeld.

Bei nicht vorhandenem Harnwegsinfekt und restharnfreier Blasenentleerung müssen bei Miktionsproblemen psychosoziale Ursachen berücksichtigt werden. Ein Miktionsprotokoll liefert Hinweise auf die Art der Störung: Häufiger Harndrang tagsüber, der ein Durchschlafen nachts erlaubt, muss, weil die Psyche nachts im Schlaf gleichermaßen ruht, eine psychische Ursache haben. Wird nachts mehrmals eine volle Blase entleert, ist eine kardiale Nykturie ursächlich, oder es handelt sich nach dem Motto: Wer viel trinkt, muss viel zur Toilette, um ein abnormes Trinkverhalten.

Dramatische Bemerkungen der Betroffenen wie oft, häufig und ständiger Harndrang sind subjektive Wahrnehmungen und ungenaue Angaben, die mithilfe des Miktionsprotokolls objektiviert werden.

Die psychischen Ursachen bis hin zur Urge- bzw. Dranginkontinenz sind vielfältig und können von erlerntem Fehlverhalten über nicht wahrgenommene und körperlich transformierte Affekte bis hin zu umfassenden seelischen Erkrankungen reichen.

Psychologie der überaktiven Blase

Ursächlich für eine Reizblasensymptomatik können sein:

- **ein erlerntes Fehlverhalten**
  Aufgrund einer rigiden Blasenkontrolle und häufigen Blasenentleerungen aus Sicherheitsgründen („Geh lieber noch einmal zur Toilette!") konnte sich keine ausreichende Blasenkapazität ausbilden. Bereits bei geringen Blasenfüllungen treten Symptome einer vollen Blase auf. Umgekehrt gibt es Patienten mit einer antrainierten sehr großen Blasenkapazität von bis zu 500 ml, die in extremen Fällen nur ein- oder zweimal täglich zur Toilette gehen.

- **lavierte Sexualstörung**
  Eine kranke Blase wird sozial besser akzeptiert als eine kranke Sexualität. Betroffene schützen sich mit krankhaft empfundenen Blasenbeschwerden vor nicht gewolltem Geschlechtsverkehr. Das Ziel der Behandlung sollte die sexuelle Störung und nicht die kranke Blase sein.

- **ins Körperliche transformierter psychischer Affekt**
  Patienten, die keinen Zugang zu ihren psychischen Affekten wie Ärger, Zorn oder Angst haben, somatisieren die nicht wahrgenommenen Affekte in Form von körperlichen Beschwerden. Gelingt es, den unbewussten psychischen Affekt bewusst zu machen, indem der Patient lernt, darüber zu reden, kommt es zur Desomatisierung.

- **Kombination mit anderen Miktionsstörungen und vegetativen Dysfunktionen**
  Miktionsstörungen können in Verbindung mit anderen vegetativen Dysfunktionen wie Migräne, Angstzuständen und allgemeiner Reizbarkeit auftreten.

- **Kommunikationsprobleme in Partnerschaft und Familie**
  Der Rückzug auf die Toilette ist ein Appell an den Partner oder die Familienmitglieder nach mehr Rücksicht, Wärme und Zuwendung.

- **Umfassende seelische Erkrankungen**
  Patienten, deren seelisches Gleichgewicht gestört ist, reagieren häufig mit somatischen Krankheitserscheinungen in Form von Überregbarkeit auch im Bereich der Blase.

Neigung zu rezidivierenden Harnwegsinfekten:

Aufgrund der kürzeren weiblichen Harnröhre neigen Frauen häufiger zu rezidivierenden Harnwegsinfektionen als Männer. Aufsteigende Infekte sind die Folge einer immunologischen Abwehrschwäche bei Virusinfektionen oder einer verminderten peripheren Durchblutung aufgrund von Kälte (kalte Füße, Frösteln). Außerdem gelangen beim Geschlechtsverkehr Mikroorganismen rein mechanisch von außen in die Blase, die nicht, wie häufig vermutet, vom Partner stammen müssen. Gezielt eingesetzte prophylaktische Maßnahmen sind sinnvoll.

Harnwegsinfekte, die immer am Wochenende, vor einem besonderem Ereignis wie kurz vor einer Urlaubsreise oder in Verbindung mit einem neuen Partner auftreten, sind jedoch auf andere Ursachen zurückzuführen.

Oft lässt sich eine Traumatisierung in der Vergangenheit finden. Die Unsicherheit, von einem Harnwegsinfekt überrascht zu werden, wie sie schon einmal in einer ungewohnten Situation erlebt wurde, bewirkt eine weitere Verunsicherung und macht Angst. Der Stress, einer solchen Situation erneut ausgesetzt zu sein, führt zu einer Verspannung im Becken-Boden-Bereich. Ein nicht entspanntes, unverkrampftes „Loslassen können" ist nicht möglich und die Ursache für Miktionsbeschwerden wie bei der Reizblasensymptomatik führt aber auch zu aufsteigenden Infektionen bei stressbedingter veränderter Blasenentleerungsdynamik.

Beruhigend und stressreduzierend wirkt ein Antibiotikum, das Patientinnen für Notfälle dabei haben sollten. Sie dürfen jederzeit davon Gebrauch machen. Nicht von Bedeutung ist, wenn eine Tablette unbegründet eingenommen wurde, wichtiger ist, jederzeit auf ein Medikament zurückgreifen zu können. Die Sicherheit der Betroffenen, geschützt zu sein, schafft Erleichterung und reduziert die Rezidivneigung.

Vegetatives Urogenitalsyndrom (chronische Prostatitis)

Im Gegensatz dazu liegt beim vegetativen Urogenitalsyndrom des Mannes keine Infektion vor, obwohl immer wieder eine chronische Prostatitis vermutet wird. Bei nicht vorhandenem Harnwegsinfekt und restharnfreier Blasenentleerung müssen die unklaren verunsichernden ziehenden Unterbauchschmerzen von unterschiedlicher Qualität eine andere Ursache haben.

Wenn danach gefragt wird, fällt auf, dass die Beschwerden besonders in Konflikt- oder Stresssituationen auftreten. Konfliktbedingte Affekte wie Ärger, Zorn, Angst oder Enttäuschungen werden wie bei der Reizblasensymptomatik auf die körperliche Ebene transformiert, und zwar dort, wo früher seelische, aber auch körperliche Traumatisierungen stattgefunden haben. Es sind kriminalistische Fähigkeiten notwendig, um diese Ursachen ausfindig zu machen. Wie wir es von stressbedingten Rückenschmerzen kennen, kommt es im Becken-Boden-Bereich zu Verspannungen oder Verkrampfungen im Sinne einer Beckenbodenmyalgie.

Die Art der Beschwerden im Unterbauch lässt Erkrankungen in unterschiedlichen Fachgebieten vermuten. Bei Ausstrahlung in den Kreuzbeinregion ist der Orthopäde gefragt. Der Proktologe findet Hämorrhoiden bei Ausstrahlung in den Enddarm. Der Chirurg vermutet ein weiche Leiste, wenn die Schmerzen dort auftreten. Patienten haben Angst vor einem Hodentumor, wenn es dort weh tut, oder vermuten eine sexuell übertragbare Erkrankung, wenn Brennen in der Harnröhre beunruhigt. Urologen denkt in erster Linie an Erkrankungen, die von der Prostata ausgehen.

Aufwendige Diagnostikverfahren wie die Cystoskopie, Manometrie, Magnetresonanz- oder Computertomografie verunsichern zusätzlich, besonders, wenn ein vermuteter krankhafter Befund nicht entdeckt wird. Therapeutisch werden Antibiotika verabreicht, die wirkungslos bleiben, weil keine Infektion vorliegt.

Für die Patienten setzt ein Teufelskreis (Circulus vitiosus) ein, weil weder die Diagnostik noch Therapieversuche weiterhelfen können. Patienten sind zusehends ängstlicher und beunruhigter, sodass sich die Schmerzen verstärken.

Eine Linderung bewirkt die glaubhafte Versicherung, dass keine gravierende Erkrankung vorliegt. Wenn es gelingt, über die auslösende Konfliktsituation zu reden, kommt es wie bei der Reizblasensymptomatik zu einer Desomatisierung. Das Thema ist der zu bewältigende innere oder zwischenmenschliche Konflikt. Patienten müssen nicht mehr mit körperlichen Symptomen darauf hinweisen, dass es ihnen nicht gut geht, sie sich nicht wohl oder sich krank fühlen.

Sexuelle Störungen – Der Frust mit der Lust

Meine Erfahrungen aus der Praxis des niedergelassenen Urologen besagen, dass ein Drittel der sexuellen Störungen vorrangig bei älteren Männern somatischer Natur sind. Hilfreich erweist sich eine Aufklärung darüber, dass Sexualität nicht nur Geschlechtsverkehr bedeutet. Speziell für Frauen ist Zärtlichkeit und liebevolle Zuwendung ebenso wichtig wie genitale Sexualität. Männer bekommen Probleme mit ihrer Männlichkeit, wenn die genitale Sexualität nicht mehr möglich ist. Sie ziehen sich zurück, was Frauen als Ablehnung interpretieren. Aufklärende gemeinsame Gespräche schaffen Abhilfe.

Bei zwei Drittel der Patienten mit sexuellen Störungen habe ich psychosoziale Ursachen gefunden. Eine nächtliche Spontanerektion bei Männern ist beweisend für die somatische Unversehrtheit. Weniger als die Hälfte dieser Patienten zeigten psychogene Auffälligkeiten, bei den anderen waren Beziehungsstörungen ursächlich. Sexualität ist eine gefährliche Aktion (Freud 1911, zit. in Nunberg, Federn 1977) und nichts für Feiglinge. Sie benötigt Mut und den haben nicht alle. Bei sexuellen Aktivitäten kommen alte, besonders negative Erfahrungen zum Teil aus der frühen Kindheit zum Tragen.

Bedürfnisse nach Nähe und Geborgenheit sind von Geburt an zu meistern. Wir lernen, in Beziehungen mit Abhängigkeiten umzugehen, ohne unsere Autonomie zu verlieren. Nicht immer gelingt es, ein sicheres Gefühl für Weiblichkeit oder Männlichkeit zu entwickeln.

Zwischenmenschliche Erfahrungen, Vorlieben, Abneigungen, Praktiken und Erlebnisweisen ergeben ein individuelles sexuelles Profil, das Menschen voneinander unterscheidet, so wie jedes andere Persönlichkeitsmerkmal auch.

In der Phase des Verliebenseins verdecken gegenseitige Idealisierungen den Unterschied zwischen sexuellen Bedürfnissen der Individuen. Aus Angst vor Trennung und Verlust wird dieser Unterschied nicht kommuniziert. Gut ist, was beide wollen. Im Kontinuitätsritual wird Gemeinsamkeit betont und der Unterschied bagatellisiert, sodass die sexuelle Selbstverwirklichung geopfert wird (Clement 2004)

Wenn es nicht gelingt, sich in der Beziehung sexuell zu verwirlichen, könnte dieses Bedürfnis in Außenbeziehungen befriedigt werden. Oder der Beziehung zuliebe wird die sexuelle Selbstverwirklichung geopfert. In der Folge kommt zu sexuellen Störungen.

Sexuelle Lustlosigkeit

Lustlosigkeit ist kein zu reparierender Defekt. Sie ist ein Ausdruck von Protest und sollte auch so verstanden werden. Früher wurde bei Frauen, die nicht nach den von Männern definierten sexuellen Vorstellungen funktionierten, die Diagnose Frigidität gestellt.

Emanzipierte Frauen sehen das anders. Bei ungestörter sexueller Erregbarkeit heißt die Diagnose heute: Lustlosigkeit oder **so nicht!** Daraus ergibt sich die Frage: **Wie denn?** Die Antwort ist bereits Therapie. Das Thema ist die Veränderung, die eine sexuelle Selbstverwirklichung ermöglicht. Ein kommunikativer Prozess mit dem Ziel der sexuellen Authentizität sollte beginnen. In der Diskussion geht es um Macht und Einflussnahme, aber auch um die Angst, abhängig zu werden und Autonomie zu verlieren. Die unter Umständen gegensätzlichen Bedürfnisse sind riskant und bedrohen die Kontinuität der Beziehung. Aber es geht nicht ohne Veränderung, auch wenn der andere sich vorerst dagegen wehrt.

Anstatt Vorwürfe sollten Wünsche geäußert werden. Vorwürfe, auch wenn sie berechtigt sind, schaffen Abstand (Willi 2001). Wünsche, die erfüllt werden können, bedeuten ein liebevolles Aufeinanderzugehen. Unter diesen Bedingungen ist eine auf Gegenseitigkeit beruhende und in jeder Zweierbeziehung erstrebenswerte Weiterentwicklung möglich.

Diese Einschätzung gilt auch für Libidostörungen bei Männern. Männer sind mit ihrem sexuellen Leistungsvermögen unzufrieden. Häufig wird vonseiten der Partnerin Enttäuschung signalisiert. Vermutet wird ein Hormonmangel. Wie wir von Männern mit Hormonblockade wissen, besteht ohne Testosteron eine sexuelle Interessenlosigkeit ohne einen Leidensdruck. Dieser Zustand liegt bei fehlender Libido nicht vor. Die Substitution von Testosteron ist nicht sinnvoll, weil unterschiedliche Erwartungen in Beziehungen kein Hinweis auf ein Hormonmangelsyndrom sind.

Vorzeitiger Samenerguss

Bei ungleichförmig verlaufender sexueller Erregung erreichen Männer den Erregungsgipfel früher als Frauen. Ein vorzeitige Samenerguss ist von der Natur vorgegeben, weil er im Gegensatz zum Orgasmus der Frau der Fortpflanzung dient. Viele Paare empfinden diesen Unterschied nicht als Störung und haben gelernt, damit umzugehen. Wenn es stört und thematisiert wird, ist eine

Disharmonie in der Beziehung zu vermuten, die hier ausgesprochen wird.

Obwohl beide gleichermaßen beteiligt sind, übernimmt einer das Symptom. Es besteht Einigkeit darüber, wer gestört ist. Der andere definiert, wie es sein müsste. Es entsteht eine Pattsituation, die die Beziehung vorerst stabilisiert, bis einer verzweifelt und von außen Hilfe erwartet. Beide wünschen sich, wie es gegebenenfalls einmal war oder wie es in der Zukunft sein sollte, anstatt aus der gegenwärtigen Situation neue Formen der sexuellen Befriedigung zu entwickeln. Wenn die Frau beklagt, beim Geschlechtsverkehr nicht zum Orgasmus zu kommen, muss nach anderen Wegen gesucht werden. Beiden steht eine sexuelle Befriedigung zu, die auf fantasievollen Wegen und nicht nur über den perfekten Ge-schlechtsverkehr erreicht werden kann.

Aber auch an eine Orgasmusstörung der Frau, die zuvor nicht thematisiert wurde, muss gedacht werden. Unbewusst wird das Problem auf den anderen delegiert, um sich nicht mit der eigenen Störung auseinandersetzen zu müssen. Es ist einfacher den Fehler beim anderen, als bei sich selber zu suchen.

Medikamente, die lokal als anästhesierende Salbe oder zentral über ein Antidepressivum die Erregung drosseln, sind widernatürlich und beseitigen nicht die Ursache des Problems. Es geht um den Unterschied von Frauen und Männer, der nicht medikamentös gelöst werden kann.

Erektile Dysfunktion

Beim Libidoverlust ist die Ursache für die funktionelle Störung das enttäuschende Leistungsvermögen, beim vorzeitigen Samenerguss ist es die unterschiedliche Erregbarkeit zwischen Frauen und Männern. Bei der erektilen Dysfunktion ist es die Versagensangst.

Die Angst den Erwartungen nicht zu genügen, aktiviert im vegetativem System den Sympathikus. Es kommt zum ungewolltem Erektionsverlust, weil die Erektion parasympathisch aktiviert wird.

Entscheidend ist ein sicheres männliche Selbstwertgefühl, für das Kultur, Umwelt und Erziehung prägend sind. Eine unauffällige körperliche Entwicklung ist eine Voraussetzung, zusätzlich müssen Männer lernen, mit ihrer Männlichkeit umzugehen. Bereits die mütterliche Reaktion auf die Erektion des Säuglings beeinflusst das spätere Sexualverhalten. Knaben masturbieren vor der Pubertät und lernen auf diese Weise ihre genitale Funktion kennen. Dies sollte nicht aus moralischen Gründen verboten werden. Ein sicheres Funktionieren ist eine wichtige Voraussetzung, wenn es nach der Pubertät zum ersten Geschlechtsverkehr kommt. Die im Verlauf des weiteren Lebens zusätzlich erlangte Sicherheit bleibt immer relativ und hängt vom jeweiligen Gegenüber ab.

Im Gegensatz dazu sind Mädchen, die erst noch „erweckt" werden müssen, im Umgang mit ihrer genitalen Sexualität beim ersten Geschlechtsverkehr noch unerfahren. Bis zur Pubertät entwickeln sie eine schwärmerisch idealisierte Liebe per Distanz. Erst danach bekommt die genitale Sexualität bei Frauen eine zunehmende Bedeutung. Im Gegensatz dazu ist ab der Lebensmitte bei Männern ein somatisch bedingter kontinuierlicher Leistungsabfall unumgänglich (Kernberg 2018).

Bereits die unterschiedliche sexuelle Entwicklung kann zu Problemen führen. Aber eine vorübergehende Erektionsschwäche bei älter werdenden Männern, die sonst nicht weiter beachtet wurde, bekommt plötzlich in eine besondere Bedeutung. Eine Männerwelt droht zusammenzubrechen. Bei jedem weiteren Versuch wird die Angst, erneut zu versagen, immer größer. Die Betroffenen müssen lernen, mit der Angst machenden Unsicherheit umzugehen. Wichtig ist die Feststellung, dass bei nächtlichen Spontanerektionen kein Defekt, der oft vermutet oder auch diagnostiziert wird, anzunehmen ist.

Anstatt passiv zu resignieren, nach dem Motto: Es geht nicht, sollte aktiv über ein verändertes Vorgehen nach dem Motto nachgedacht werden: Ich will nicht, ich will anders. Männer müssen lernen, ihr Männlichkeitsbild von der Erektion unabhängig zu machen. Die männliche Potenz im Allgemeinen ist gefragt, besonders, wenn die Erektion nicht zur „Verfügung" steht (Clement 2004).

Männer werden nicht potent, indem sie einen PDE-5-Hemmer einnehmen. Die Mehrdurchblutung in der Zeiteinheit bewirkt nur bessere Voraussetzungen. Eine stabile Rigidität vermittelt das Gefühl von neu erlangter Sicherheit und beseitigt die Versagensangst. Oft ist es ausreichend, nach wiedererlangter Erektionsfähigkeit, dieses Sicherheit gebende Medikament dabei zu haben. Dann besteht die Möglichkeit, darauf zurückzugreifen oder es auch bleiben zu lassen.

Die Erektion des Mannes ist für Frauen eine Reaktion auf ihre Weiblichkeit. Bei heimlicher Einnahme von PDE-5-Hemmern empfinden Frauen die unnatürliche Erektion als sexuelle Inszenierung und fühlen sich benutzt. Wie Gleitmittel sollten auch die PDE-5-Hemmer nur in gegenseitigem Einvernehmen zum Einsatz kommen. Die dadurch verbesserten Voraussetzungen sind oft ausreichend, um die Probleme zu beseitigen.

Psychogene Erektionsstörungen treten bei defizitärer sexueller Entwicklung auf. Trotz Erektion ist ein aktives Penetrieren nicht möglich. Entsprechend ist beim Vaginismus der Frau ein passives penetriert werden blockiert. In beiden Fällen ist eine psychosexualtherapeutische Intervention unumgänglich. Ich habe jedoch auch junge Männer erlebt, die nach Einnahme von PDE-5-Hemmern plötzlich etwas konnten, was zuvor verboten war. Die Reaktion darauf waren schwere Schuldgefühle, die zu einer reaktiven Depression geführt haben.

Zusammenfassend bleibt festzuhalten, dass viele Symptome, die von Patienten vorgetragen werden, auf keine messbare Ursache zurückzuführen sind. Sie sind lediglich ein Hinweis für Probleme.

Es kommt darauf an, Patienten in ihrer Not zu verstehen. Oftmals ist eine aufwendige somatische Diagnostik dann nicht mehr notwendig.

Verwendete Literatur

Clement, U. (2004): Systemische Sexualtherapie. Stuttgart: Klett Cotta

Kernberg, O. (2018): Liebesbeziehungen – Normalität und Pathologie. 5. Auflage. Stuttgart: Klett Cotta

Nunberg, H.; Federn, E. (1977): Protokoll der Wiener Psychoanalytischen Vereinigung. Bd. 2 1908–10. Frankfurt a. M.: Fischer

Willi, J. (2001): Die Zweierbeziehung. Spannungsursachen Störungsmuster Klärungsprozesse Lösungsmodelle. 13. Auflage. Reinbek bei Hamburg: Rowohlt TB-Verlag

2. Hyperaktivität und überaktive Blase im Spiegel der Psychosomatik

Unser schnelllebiges Zeitalter verlangt nach unmittelbarer Leistung und ist auf kurzfristige Erfolge programmiert. Die dazu passende Ökonomie ist von Hyperaktivität und Unaufmerksamkeit geprägt. Entsprechend ist unsere Gesellschaft durch einen Verlust von Langfristigkeit, Verlässlichkeit und Verantwortlichkeit gekennzeichnet. Eingebettet in dieses Zeitkolorit kommt es immer häufiger zum Phänomen einer Aufmerksamkeitsdefizits-Hyperaktivitäts-Störung (ADHS).

In Fachkreisen wird vehement das Anzeichen verleugnet, dass soziokulturelle Rahmenbedingungen sich auf die Psyche von Heranwachsenden auswirken können. Beharrlich wird an einer monokausalen hirnorganischen Verursachungshypothese festgehalten und in erschreckend zunehmendem Maße ein Medikament (Ritalin) verordnet, das in Deutschland dem Betäubungsmittelgesetz unterliegt.

Das Phänomen der motorischen Ruhelosigkeit oder mangelnder Konzentrationsfähigkeit wird zur Krankheit und alle Beteiligten – das Kind, die Eltern, Pädagogen, Mediziner und Psychotherapeuten – sind von ihrer Verantwortung für die Entstehung antisozialer Verhaltensweisen entlastet: Wer krank ist, der ist für sein Handeln nicht zur Rechenschaft zu ziehen, sondern muss medikamentös behandelt werden.

Neben diesem objektivierenden Blickwinkel, der aus einem nahen Subjekt (das Kind) ein distanziertes Objekt macht und das Gegenüber als fremd und von uns getrennten Organismus versteht, der unverständlich agiert, gibt es den mitfühlenden, verstehenden Blick der Empathie, mit dem wir uns in den anderen hineinversetzen und sein Fühlen und Handeln verstehen, an uns heranlassen und auch in uns selbst nachvollziehen können. Welchen Blick wir einnehmen, hängt nur von unseren Motiven ab, weil beide Perspektiven möglich sind.

Auch bei einer überaktiven Blase gibt es diese beiden Blickwinkel.

Der eine Blick besteht in dem Bemühen, eine sichtbare, zählbare oder messbare Ursache zu finden. Entsprechend lautet die Diagnose: überaktive Blase bei einer chronischen Prostatitis oder entsprechend interstitielle Cystitis bei Frauen. Auch wenn keine messbaren Entzündungen gefunden werden, wird an einer entzündlichen, eben abakteriellen Genese festgehalten. Aber wie bei der „Strahlenblase", d. h. eine Schädigung der Blase als Folge einer Tumorbestrahlung, verursachen selbst beträchtliche histologische Veränderungen in selten Fällen somatische Beschwerden.

Die andere Art der Betrachtung wäre, den anderen in seiner Not zu verstehen. Denn wir sehen ihm seine „Erkrankung" nicht an, was dazu verleitet, dass andere den Betroffenen nicht ernst nehmen. Zu dem ständigen Harndrang verbunden mit diffusen Schmerzen, die sich kaum zuordnen lassen, kommt dann auch noch der Kampf gegen Vorurteile, Abwertung und Unverständnis. Betroffene ziehen sich zurück, fühlen sich missverstanden und alleingelassen. Symptome von Depression können die Folge sein.

Verzweifelt wechseln sie von einem Arzt zum nächsten, probieren alle angebotenen Heilmethoden aus und werden immer wieder enttäuscht, weil keiner helfen kann.

Hilflosigkeit auf beiden Seiten verleitet dazu, immer wieder neu zu untersuchen, in der Hoffnung, endlich eine Ursache zu finden, um eine gezielte Therapie zu ermöglichen. Mit dieser Problematik von Hilflosigkeit und Verzweifelung ist die Schulmedizin überfordert. Ihre Erkenntnisse und Denkmodelle basieren auf den Naturwissenschaften des 18. und 19. Jahrhunderts und auf einer objektiv existierenden Realität, die es zu erkennen gilt. Sie besteht aus Ursache und Wirkung und ist immer zweigleisig.

Auf die gleiche Ursache folgt immer die gleiche Wirkung. Oder: Wenn man lange genug und möglichst genau untersucht, wird man immer eine Ursache finden, um eine passende Behandlung einzuleiten. Dies ist zum Scheitern verurteilt, weil eine Medizin für den Körper ohne die Seele streng getrennt wird von einer Medizin für die Seele ohne den Körper (von Uexküll 1996).

Die moderne Neurobiologie hat jedoch die strikte Trennung von Körper und Seele längst aufgegeben. Unter der Einwirkung konkreter sozialisierender Beziehungserfahrungen mit prägenden Bezugspersonen müssen wir von lebenslangen Wechselwirkungen zwischen Körper und Seele ausgehen. Bewiesen ist, dass sich Störungen der frühen Affektregulierung von Geburt an neurophysiologisch niederschlagen und später zu körperlichen Beschwerden führen können. Frühe Erfahrungen bleiben als emotionale Intelligenz zeitlebens erhalten. Sie werden unter ungünstigen Bedingungen – etwa wenn eine Bedrohung oder nicht auszuhaltende Spannung befürchtet oder phantasiert wird – reaktiviert.

Der Prozess zwischen Ursache und Wirkung verläuft nicht wie bei Maschinen zweigleisig, sondern aufgrund der Erfahrungen, die lebendige Lebewesen gemacht haben, dreigleisig, d. h. Menschen sehen in allen Symptomen eine individuelle Bedeutung. Eine vorrangige und schwierige Aufgage des Arztes besteht darin, sich in die Bedeutungserteilung seiner Patienten einzufühlen (Hontschik 2008).

Zu diesem Zweck müssen Ärzte mit ihren Patients kommunizieren. Ärzte müssen lernen, subjektiv empfundene Symptome ihrer Patienten als Zeichen zu verstehen, die auf diesem Weg mitzuteilen versuchen, was ihnen fehlt. So könnte die motorische Ruhelosigkeit und mangelnde Konzentrationsfähigkeit von Kindern Zeichen von fehlender Aufmerksamkeit der Bezugspersonen sein. Ein ständiger Harndrang könnte ein Hinweis dafür sein, dass Betroffene unter einem massiven emotionalen Druck stehen.

Jeder weiß aus eigener Erfahrung, dass emotionaler Stress einen Harndrang auslöst. Messbar wäre eine Detrusor-Sphinkter-Dyssynergie (neuromuskuläre Harnblasenfunktionsstörung). Urologen suchen einseitig eine Ursache am Ort des Geschehens. Würden sie mit dem Patienten kommunizieren, anstatt zu untersuchen, bestände die Möglichkeit, über belastende Gefühle von Angst, Wut, Depression und Enttäuschung offen zu sprechen.

Die Bevölkerung der westlichen Welt ist jedoch erfolgreich darauf trainiert, sich der Kontrolle durch Apparate zu unterwerfen. Menschen benötigenen ein Gefühl von Sicherheit oder Absicherung im Angesicht der Unsicherheit des modernen und weniger auf Vertrauen basierenden Lebens. So wird die Entfremdung von Körpersignalen und das Wissen darüber, wie es um einen bestellt ist, vertieft und gefestigt.

Der Glaube an technologische Erneuerungen und pharmakologische Forschungseinrichtungen verleitet zusehends dazu, Körpersignale an professionelle Helfer zu delegieren, in der Hoffnung, dass ein vermeintlicher Defekt mithilfe der modernen Medizin repariert werden kann. Weil unangenehme Emotionen die Lebensqualität einschränken, werden sie aus dem Bewusstsein verdrängt. Sie sind jedoch weiterhin aktiv und indizieren über das vegetative Nervensystem psychosomatische Beschwerden.

Richtiger wäre, sich mit den psychosozial belastenden Emotionen, die sich in Körpersignalen äußern, auseinanderzusetzen. Betroffene sollten lernen, selbst zu handeln, weil nur sie in der Lage sind, ihre individuellen Probleme zu bewältigen und nicht die Ärzte mithilfe der Pharmaindustrie. Die Konsultation eines Psychotherapeuten ist dabei von großer Wichtigkeit. Patienten sollten sich fragen, ob der Kampf gegen Vorurteile, Abwertung und Unverständnis nicht doch berechtigt ist, anstatt mit Körpersymptomen von Problemen abzulenken. Sie müssen lernen, Schwächen zu akzeptieren, und einsehen, dass sie gegebenenfalls den Anforderungen nicht gewachsen sind. Diese Einsicht fällt schwer, besonders in unserer auf Leistungen ausgerichteten Gesellschaft.

So wird wie auch bei den ADHS-Kindern die Diagnose zur Belastung, insbesondere für die Eltern, die befürchten, dem soziokulturellen Ideal der guten und fürsorglichen Eltern nicht gerecht zu werden, indem sie ihre Kinder zu erfolgreichen Mitgliedern der Gesellschaft machen. Die daraus resultierenden Schuld- und Schamgefühle machen sie aufgeschlossen für die Theorie von Stoffwechselstörungen des Gehirns, denn sie spricht von Schuldgefühlen frei.

Auch bei einer überaktiven Blase sind Bertoffene und deren Therapeuten einseitig auf somatische Befunde fixiert, weil eine körperliche Erkrankung davor beschützt, sich psychosozialen Problemen zu stellen. Somatisch denkende Ärzte sind mit dieser Perspektive auf den Patienten jedoch häufig überfordert. Patienten haben Angst, als psychisch krank eingestuft zu werden. Dabei ist ein psychosozialer Konflikt alles andere als eine psychiatrische Erkrankung und erfolgreich zu behandeln. Psychotherapie sollte in diesen Fällen mehr den Charakter von Coaching in Lebenskrisen haben, das Betroffene besser akzeptieren würden. Es bedarf einer fachlichen Kompetenz, die unbewusst auftretenden und krank machenden psychosozialen Konflikte aufzudecken. Die Schulung von Ärzten im Sinne einer psychosomatischen Grundversorgung wäre hilfreich, auch weil sie dazu beiträgt, Körpersymptome unter anderen Aspekten zu beurteilen. Ärzte sind dann weniger darauf angewiesen, mit allen zur Verfügung stehenden Mitteln einen somatischen Befund zu finden, um die Ursache für die Beschwerden zu erklären.

Auffällig ist, dass viele erwachsene Patienten mit den Symptomen einer überaktiven Blase schon als Kinder die Kriterien einer ADHS-Symptomatik erfüllt hätten. Nur weil dieses Krankheitsbild zu damaliger Zeit noch unbekannt war, wurden sie allenfalls in die Gruppe der Kinder eingestuft, die damals als „Zappelphilipp" oder

„Hans-guck-in-die-Luft" auffällig waren. Es war schon immer ein gesellschaftliches Problem mit derartigen Auffälligkeiten fertig zu werden. Aus diesem Grunde sind nicht die Kinder krank, sondern die Gesellschaft, die sie in Therapie schickt.

Verwendete Literatur

Hontschik, B. (2006): Körper, Seele, Mensch. Versuch über die Kunst des Heilens. Frankfurt a. M.: Suhrkamp

von Uexküll, T. (1996): Psychosomatische Medizin. 5. Auflage. München: Urban und Schwarzenberg

3. Warum weinen Kinder durch die Blase?

Intrauterin sind wir Menschen aufs engste über die Nabelschnur miteinander verbunden. Auf der anderen Seite wachsen wir täglich über uns hinaus. Dieser paradiesische Zustand ändert sich schlagartig mit der Geburt und der Durchtrennung der Nabelschnur. Wir werden zu einem Individuum und sind erstmals allein auf uns selbst angewiesen.

Unverändert sind zwischenmenschliche Bedürfnisse nach „verbunden sein" und unabhängiges „über sich hinauswachsen" von großer Bedeutung, propagiert der Hirnforscher Gerald Hüter.

Unter Zuhilfenahme von Lauten kommunizieren Babys mit ihrer Umwelt. Sie entwickeln sich zu sogenannten „Schreikindern", wenn sie keine Beachtung erhalten und kindliche Bedürfnisse nicht erkannt werden. Wie „Informationsstaubsauger" benutzen sie ihr Umfeld, um den unbändigen Bedarf nach Weiterentwicklung zu befriedigen. Dabei orientieren sie sich an den Reaktionen von Bezugspersonen. Kinder werden hyperaktiv oder ziehen sich in die eigene Welt zurück und reagieren mit einer Aufmerksamkeitsdefizitstörung, wenn sie nicht wahrgenommen werden.

Erst im Alter von drei Jahren ist es Kleinkindern möglich, den Blasenentleerungsreflex zu beherrschen. Im Rahmen der Sauberkeitserziehung lernen Kinder, ihre Blase auf der Toilette zu entleeren. Ehrgeizige Erwartungen der Eltern können erste Entwicklungsstörungen verursachen. Später, nach traumatisierenden Umweltbelastungen kann es zu Regressionen kommen. Der Patient wünscht sich in einen Zeitraum mit mehr Zuwendung zurück, z. B. in eine Zeit, als er noch gewindelt wurde. Daher reagieren Kinder beispielsweise bei folgenden Ereignissen mit einer Enuresis (nächtliches Einnässen):

- ein 9-jähriger Junge, der von seinem Vater weniger Beachtung findet, nachdem er, anstatt Hockey zu spielen, lieber Ballett tanzen möchte
- ein 5-jähriges Mädchen, das mit dem Leistungsanspruch in der Vorschule überfordert ist
- ein 7-jähriges Mädchen, nachdem der Bruder als Kronprinz geboren wurde
- ein 8-jähriger Junge, dessen Mutter sich im Streit vom Vater getrennt hat.

Diese Beispiele ließen sich beliebig fortsetzen. Somatoforme Miktionsstörungen können erste Hinweise dafür sein, dass kindliche Grundbedürfnisse nicht befriedigt und zusätzlich noch verleugnet werden müssen. Kinder verhalten sich angepasst und nicht ihrem Naturell entsprechend, um Liebe und Anerkennung zu bekommen.

Spätesten jetzt sollte hinterfragt werden, welche Veränderungen im Verhalten der erwachsenen Bezugspersonen dringend erforderlich sind, um den kindlichen Ansprüchen gerecht zu werden. Psychosoziale Konflikte lassen sich nicht medikamentös lösen, wie die Pharmaindustrie es gern verspricht. Auch eine elektromyografisch kontrollierte Beckenbodenschulung mit Uroflowmetrie und Restharn gestütztem Miktionstraining in Kombination mit einem relaxierenden Beckenbodentraining ist sicher nicht optimal geeignet, um eine Besserung zu erzielen, auch wenn es der Beginn einer dem Kind Zuwendung gebenden Therapie sein könnte.

Gefragt ist eine liebevoll engagierte Bezugsperson, die den Kindern auf Augenhöhe und mit Einfühlungsvermögen begegnet und dabei hilft, sich in dieser Welt zurecht zu finden. Ganz im Gegensatz steht eine in der heutigen Zeit immer mehr geforderte staatlich organisierte Frühförderung.

Bei unauffälligem Urin- und Sonografiebefund sind weitere insbesondere invasive diagnostische Maßnahmen kontraindiziert, die eine zusätzliche Traumatisierung bedeuten würden. Letztlich kommt es im weiteren Verlauf immer zu einer Spontanheilung, die gegen einen somatischen Defekt spricht, der repariert werden muss. Auffällig ist, dass Betroffene im späteren Leben bei psychischen Belastungen häufiger mit psychosomatischen Beschwerden reagieren. Unserer Meinung nach ist die Enuresis keine Erkrankung, sondern eine „gesunde" Reaktion des Organismus auf eine krank machende Umwelt. Oft sind die dramatischen Schilderungen der Symptome vonseiten der begleitenden Personen wertvolle diagnostische Hinweise.

4. Das hilflose innere kleine Kind in Gestalt eines 2,04 Meter großen hünenhaft und kräftig wirkenden Mannes

Immer wieder kommt es bei einem männlichen Patienten zu Panikattacken. Im Mai letzten Jahres wurde in Verbindung mit einer Gallenblasenentfernung nach der Operation bei massiven Herzrasen dreimal eine Kardioversion versucht. Erst eine Koagulation bzw. Kälteapplikation direkt am Reizleitungszentrum des Herzens beseitigte das Herzrasen.

Wegen eines inoperablen Bandscheibenvorfalls ist seine Rückenmuskulatur total verspannt. Angebliche Harnwegsinfekte bei unauffälligen Urinbefunden führen immer wieder zu sehr schmerzhaft empfundenen Harnröhrenabstrichen. Die Beschwerden beim Entleeren der Blase könnten aber auch ein Hinweis auf ein beim Wasserlassen nicht entspanntem Loslassenkönnen im Sinne einer stressbedingten Beckenbodenverspannung sein.

Der 2,04 Meter große hünenhaft wirkende Mann machte nicht im Geringsten den Eindruck eines kleinen hilflosen Jungen, der bereits von Anbeginn seines Lebens kaum ein Selbstwertgefühl, geschweige denn Urvertrauen entwickeln konnte. Vom Vater wurde er geschlagen und von der Mutter missachtet, die keine Rücksicht auf seine kindlichen Bedürfnisse nahm. Seine erste Frau ist mit seinem Vater durchgebrannt. Seine zweite Frau hat ihn mit dem gemeinsamen Sohn verlassen, verweigert jeglichen Kontakt und seine derzeitige Lebenspartnerin, mit der er dreijährige Zwillinge hat, wird zusammen mit ihm von seiner Mutter drangsaliert. Beide sind nicht in der Lage, sich gegen diese Angriffe zur Wehr zu setzen.

Die Erklärung, das seine körperlichen Beschwerden auch Ausdruck einer massiven Stressbelastung sein könnten, hat den Patienten nachdenklich und neugierig gemacht. Zurzeit ist er zwar beschwerdefrei, hat aber „tierische" Angst davor, dass es jederzeit wieder losgehen könnte. Dann sollten Ärzte die Ursache für Beschwerden in seinem Umfeld suchen und diese nicht durch fragliche somatische Befunde unnütz dramatisieren. Regelmäßige Urinuntersuchungen mit der sonografischen Überprüfung einer restharnfreien Blasenentleerung sind ausreichend, um dem Patienten zu vermitteln, dass auf urologischem Fachgebiet alles in Ordnung ist.

Ärzte neigen dazu, immer einen somatischen Befund für körperliche Beschwerden finden zu müssen. Manchmal machen aber Patienten mit Beschwerden nur darauf aufmerksam, dass sie in einer verzweifelten Situation Hilfe benötigen, auch wenn der äußere Anschein das Gegenteil vermuten lässt.

5. Fachbezogene Psychosomatik in der urologischen Klinik

Für viele unserer Patienten ist eine Krankenhauseinweisung sinnvoll, wenn krankhafte Befunde mit einer Operation korrigiert werden müssen. Andere erhoffen sich aufgrund einer speziellen apparativen Ausrüstung eine bessere Diagnosefindung oder meinen, im Krankenhaus besser qualifizierte Ärzte vorzufinden. Es wird allerdings in diesem System selten bedacht, dass psychosoziale Traumatisierungen oder Konflikte zu gravierenden klinischen Symptomen und zu somatischen Befunden führen können.

Diese Aussage sei am Beispiel von Erkrankungen der Harnblase beleuchtet: Die Blase füllt sich bei entspannter Blasenmuskulatur kontinuierlich mit Urin. Ein physiologischer Muskeltonus des Beckenbodens verhindert den unwillkürlichen Urinverlust. Beim Wasserlassen kommt es zur Entspannung des Beckenbodens bei gleichzeitiger Anspannung der Blasenmuskulatur. Dieser Wechsel zwischen Verspannung und Entspannung im Beckenboden-Blasen-System ist für psychosoziale Störungen besonders anfällig.

Nach einer interventionellen oder operativen Manipulation im Bereich von Harnröhre oder Harnblase oder nur nach einer vorübergehenden Dauerkatheterbehandlung ist ein entspanntes Wasserlassen („Loslassen") zunächst aus Angst vor Schmerzen eingeschränkt. Es ist nachvollziehbar, wie Miktionsbeschwerden bei Harnwegsinfekten oder bei früheren Missbrauch Erfahrungen reaktiviert werden. Eine solche Verkrampfung des Beckenbodens kann bis hin zu einem akuten Harnverhalt mit notfallmäßiger Krankenhauseinweisung führen.

Zum Ausschluss einer mechanischen Obstruktion ist oft eine Cystoskopie indiziert. Wie beim Missbrauch bedeutet dieser Eingriff eine Grenzüberschreitung und eine Wiederholung der früheren Traumatisierung. Derartige Grenzüberschreitungen sind bei Erwachsenen wegen der Notwendigkeit mit dem Einverständnis der

Betroffenen erlaubt. Bei Kindern aber sollten invasive Eingriffe nur in Vollnarkose stattfinden.

Andere psychosoziale Traumatisierungen können bei Kindern zu einer Enuresis nokturna führen. „Kinder weinen durch die Blase" und machen so auf Probleme in ihrem sozialen Umfeld aufmerksam. Wenn somatische Befunde ausgeschlossen werden können, die dieses Phänomen erklären, sollte das Ziel der weiteren Diagnostik die Suche nach einer Störung im sozialen Umfeld sein. Entsprechend wird dann auch die Therapie ausgerichtet. In diesen Fällen beeinflussen Medikamente allenfalls die Symptome, nicht aber die Ursachen.

In diesen Formenkreis gehören auch Kinder, die mit einer mit einer „überaktiven Blase" reagieren. Urodynamische Abklärungen sind zwar möglich, die Indikation ist jedoch für jeden Einzelfall kritisch zu hinterfragen, weil die Untersuchung an sich mit Manipulationen an Harnröhre und Anus einhergehen. Wenn man eine solche Untersuchung vornimmt, lassen sich Verspannungen im Beckenbodenbereich über Rektalsonden messen.

Ein therapeutischer Ansatz ist das sogenannte Biofeedback. Hierbei werden die Kinder in speziellen Abteilungen trainiert, indem sie anhand von Computerprogrammen lernen, schwimmende Fische auf dem Bildschirm durch Entspannung des Beckenbodens abtauchen zu lassen. Diese Übung ist zwar technisch machbar, für die Betroffenen insbesondere wegen der Analsonde, jedoch eine Zumutung.

Auch im Erwachsenenalter können psychische Affekte wie Wut, Ärger und Verzweiflung, aber auch Freude auf die Blasenmotorik „transformiert" werden, besonders wenn bereits früher Blasenprobleme auffällig waren.

Eine Fallbeschreibung soll diesen Zusammenhang verdeutlichen: Ein Geschäftsmann hat nach der Pensionierung die Organisation im Haushalt übernommen. Gut gemeinte Veränderungsvorschläge brachten jedoch die Ehefrau an den Rand der Verzweiflung. Nur der „Rückzug auf die Toilette" half ihr, den überbemühten Ehemann zu ertragen. Obwohl der ständige Harndrang nur in Verbindung mit Aktionen des Ehemanns auftrat, ergab bei sonst unauffälligem urologischem Befund eine Biopsie aus der Blasenwand im Rahmen einer ausgiebigen stationären Diagnostik den Verdacht einer „interstitiellen" Cystitis. Die Überlegung bei unveränderten Beschwerden, die Blase zu entfernen, scheiterte am behandelnden Urologen. Auf die Idee, den Ehemann als Ursache für die Beschwerden zu entfernen, ist niemand gekommen. Eine Paartherapie könnte helfen zu erkennen, in welche Not der Ehemann die Ehefrau mit seinen gut gemeinten Aktivitäten gebracht hat.

Es ist erwiesen, dass die Rezidivneigung von Harnwegsinfekten bei Frauen psychosoziale Ursachen haben kann. Häufig kommt es vor besonderen Ereignissen oder nach Veränderungen in der Paarbeziehung zu erneuten Infekten. Die Betroffenen sind in erster Linie verzweifelt, diesen immer wieder auftretenden Infekten hilflos ausgeliefert zu sein. Offensichtlich verhindert eine innere Anspannung beim Wasserlassen ein entkrampftes „Loslassen" und begünstigt eine aufsteigende Infektion.

Bei Männern mit Miktionsbeschwerden ohne pathologischen Urinbefund oder Obstruktion im Bereich der ableitenden Harnwege lautet die Verdachtsdiagnose häufig: „chronische" Prostatitis. Eine akute Prostatitis, die der akuten Cystitis der Frau ähnelt, ist bei Männern eher selten. Unklar ist deshalb, warum die Diagnose chronische Prostatitis so häufig gestellt wird.

Nach weitergehender apparativer Diagnostik mithilfe der Blasendruckmessung lautet die Diagnose: Detrusor-Sphinkter-Dyssynergie. Die Dysregulation mit unklaren Unterbauchschmerzen, die in unterschiedliche Richtungen ausstrahlen, verbunden mit ständigem Harndrang bis hin zur motorischen Dranginkontinenz, verhindert ein entspanntes „Loslassen" im Sinne einer Beckenbodenmyalgie. Bei Verspannungen im hinteren Teil des Beckenbodens werden Hämorrhoiden gefunden.

Wenn danach gefragt wird, ist auffallend, dass die Beschwerden oft in Zusammenhang mit Stresssituationen auftreten. In stressfreien Zeiten, am Wochenende oder im Urlaub besteht oft Beschwerdefreiheit. Somatisch denkende Ärzte suchen die Ursache für Schmerzen eher am Ort ihres Auftretens. Zudem sind psychosomatisch denkende Ärzte von massiven somatischen Befunden wie chronischen Entzündungen, Harnverhaltung, messbarer hyperaktiver oder dysregulierter Blase bis hin zu Hämorrhoiden irritiert und überlassen derartige Krankheitsbilder lieber den dafür zuständigen somatisch denkenden Fachärzten.

Bei bedrohlichen Tumorerkrankungen sollte gleichermaßen die von diesen Erkrankungen ausgehende Angst beachtet werden. Psychosoziale Probleme werden viel zu wenig wahrgenommen und häufig unterschätzt.

Im Sinne der Thure von Uexküll-Akademie für integrierte Medizin sollten somatische und psychosoziale Ursachen für Beschwerden immer gleichwertig beachtet werden, sodass jederzeit alle Behandlungsaspekte zum Tragen kommen können.

Vor diesem Hintergrund bemüht sich die Urologie der Asklepios Klinik Barmbek, die Fronten aufzugeben und zusätzlich zur rein somatischen Medizin auch eine „fachbezogene" psychosoziale Behandlungskompetenz anzubieten. Dieser Anspruch ist durch einen Facharzt für Urologie und Psychotherapie gewährleistet. Patienten werden also aus dem Blickwinkel des somatisch orientierten Arztes als auch aus dem Blickwinkel des psychosozial geschulten Arztes diagnostiziert und gegebenenfalls von beiden gemeinsam behandelt.

Verzweifelte Patienten mit langen Krankengeschichten und Befunden wie chronische Entzündung, Dysregulationen, Harnverhaltung und Inkontinenz, die fixiert auf die somatisch Ursache bereits mehrfach Ärzte gewechselt haben, bekommen eine **andere** Erklärung für ihre Beschwerden.

Bei dieser Betrachtungsweise sind die somatischen Symptome nur ein Hinweis für Störungen auf psychosozialer Ebene. Betroffene müssen lernen, mit therapeutischer Hilfe ihre Probleme selbst zu lösen. Eine urologische Inkontinenzdiagnostik ist kaum hilfreich, wenn sich Betroffene „vor Angst in die Hose" machen. Die Inkontinenz ist nur ein Hinweis auf eine Panikattacke bei einer bestehenden Angststörung. Patienten müssen daher lernen, mit ihrer Angst umzugehen.

Weiterhin ist es begrüßenswert, wenn sich Ärzte mit unterschiedlichen Kompetenzen für eine optimierte und damit patientengerechte Versorgung zusammenfinden. Dieser Fall liegt vor, wenn niedergelassene Fachärzte für Urologie Patienten in einer Klinik, hier in der Urologie der Asklepios Klinik Barmbek, unter angenehmen Bedingungen zusammen mit der Kompetenz von Klinikärzten versorgen können. Klinikärzte haben die Möglichkeit, ihre in der Praxis durchgeführten Maßnahmen anhand von Langzeitbeobachtungen zu kontrollieren. Gerade bei neuen Operationsverfahren sind kontinuierliche Verlaufskontrollen von eminenter Bedeutung. Die regelmäßige Beobachtung von Patienten ist realistischer und aussagekräftiger als einmalige Nachuntersuchungen, die nur dazu dienen, ein erwartetes Ergebnis zu bestätigen. Das Modell an der Urologischen Klinik des Asklepios Krankenhauses Barmbek ist gut angenommen worden und es bewährt sich, sowohl die psychosozialen Kompetenzen als auch die kompetente Verknüpfung von ambulanter und stationärer Versorgung anbieten zu können.

6. Wer viel trinkt, muss viel zur Toilette!

Der häufig zu hörende Rat, viel zu trinken, bewirkt nächtlichen Harndrang und reduziert die Lebensqualität älterer Menschen. Nykturie (nächtlicher Harndrang) ist eine der häufigsten Ursachen für Schlafstörungen und sollte daher abgeklärt und behandelt werden. Bei beiden Geschlechtern nehmen Inzidenz und Schweregrad nach dem 40. Lebensjahr kontinuierlich zu.

Eine Nykturie liegt vor, wenn mehr als ein Drittel der 24-Stunden-Urinmenge in der Nacht produziert wird. Als Ursache denken wir sofort an eine chronische Herzinsuffizienz, venöse Stauungszustände, Typ-2-Diabetes, Einnahme von Diuretika und eine größere abendliche Flüssigkeitszufuhr. Darüber hinaus erklären Experten, dass es zu einem veränderten Sekretionsrhythmus des antidiuretischen Hormons (ADH) bzw. einer Störung der ADH-Rezeptorfunktion kommen kann. Beim Verdacht auf einen ADH-Mangel ist eine Behandlung mit Desmopressin (Minirin) angezeigt.

Nicht selten werden auch urologische Ursachen bei ständigem Harndrang und unerträglicher Nykturie vermutet. Zeigt die Urinuntersuchung mit Teststäbchen vermehrt Leuko- oder Erythrozyten, wird häufig erfolglos mit einem Antibiotikum behandelt. Dagegen finde ich bei älteren Frauen eine asymptomatische Bakteriurie mit signifikanter Keimzahl, die einem Harnwegsinfekt entspricht, der trotz Antibiotika persistiert, obwohl die Patientinnen beschwerdefrei sind.

Ständiger Harndrang mit stressbedingter Reizblase verursacht nur tagsüber Beschwerden. Nachts schlafen die Patienten durch. Dieser Befund spricht gegen das Vorliegen eines Harnwegsinfekts und ist ein Hinweis auf eine psychogene Ursache.

Ähnliche Fehldeutungen des ständigen Harndrangs finde ich bei älteren Männern, wenn die Nykturie mit einer Prostatavergrößerung in Verbindung gebracht wird. Die altersbedingte Prostatavergrößerung führt zur Abschwächung des Harnstrahls, aber erst größere Restharnmengen und Symptome einer Überlaufblase bewirken eine Nykturie, die ursächlich auf die Prostatavergrößerung zurückzuführen ist. Eine Prostataoperation ohne Restharnbildung nur wegen einer Nykturie führt zu keiner Symptomverbesserung. Durch operationsbedingte Nebenwirkungen können sich Symptome sogar noch verstärken. Eine quälende Nykturie bei restharnfreier Blasenentleerung und nach Ausschluss eines Harnwegsinfekts bei nur geringer Anzahl von Leuko- oder Erythrozyten mithilfe mikroskopischer Untersuchung, auch wenn der Streifentest häufig schon positiv ist, muss daher eine andere Ursache zurückzuführen sein.

Die subjektive Empfindung der Betroffenen ist bei der Nykturie sehr unterschiedlich. Daher ist es ratsam, das Symptom objektiv darzustellen. So setzt sich der Patient gleichzeitig mit seinen Beschwerden auseinander. Ein Miktionsprotokoll ist unumgänglich, um der eigentlichen Ursache nachzugehen. Primär reagieren Patienten widerwillig auf die Aufforderung, die 24-Stunden-Urinmenge zu protokollieren. Nachdenklich machen erst gezielte Fragen: Was heißt für sie oft? Was verstehen sie unter ständig? Was bedeutet für sie viel? Ein Hinweis auf ein geeignetes Gefäß, das als Messbecher in jedem Haushalt vorhanden ist, ist ebenso hilfreich wie ein vorgedrucktes Miktionsprotokoll mit Angabe der Wochentage und 24 Kästchen für die Stunden des Tages, in die die Urinmenge eingetragen wird. Alle Patienten mit ständigem Harndrang oder Nykturie-Symptomen ohne den Nachweis eines Harnwegsinfekts bei restharnfreier Blasenentleerung werden von mir dazu angehalten, ein Miktionsprotokoll zu führen.

Beim Hinweis auf eine normale Blasenkapazität von 200 ml erlebe ich häufig erstaunte Patienten, die feststellen, in einer Nacht 1000 ml Urin produziert zu haben. Daher müssen sie fünfmal nachts zur Toilette. Sie erwarten mit Recht wie in früheren Jahren, acht Stunden durchzuschlafen. Die Blasenkapazität lässt sich aber nicht auf 1000 ml erhöhen. Daher ist es viel leichter, die Urinmenge zu beeinflussen. Sie wird bestimmt durch die Menge an täglich aufgenommener Flüssigkeit. Beispielsweise wird häufig verkannt, dass Obst viel Flüssigkeit enthält. Entscheidend aber ist der geradezu zum übergeordneten Gesundheitsgebot avancierte Rat, im Alter viel zu trinken. Regelmäßig höre ich von Patienten: „Ich kann es schon nicht mehr hören! Wo ich auch hinkomme: Der Hausarzt betont es, der Dermatologe bei faltiger Haut, der Proktologe bei Stuhlgangproblemen, der Internist bei verminderter zerebraler Durchblutung, der Urologe bei Harnwegsinfektionen usw." Das Dilemma besteht jedoch darin: Keiner sagt ihnen, was „viel" ist. Auf Nachfragen höre ich: mindestens zwei bis drei Liter Wasser. Hinzu kommt die Flüssigkeit aus der Nahrung.

Für mich ist es immer wieder verblüffend, wie viele alte Menschen täglich zwei bis drei Liter Urin produzieren. Bei normaler Blasenkapazität von 200 ml sind daher 10–15 Toilettengänge zwingend erforderlich, d. h., diese Patienten müssen alle zwei Stunden zur Toilette. Sie kennen beim Einkaufen alle öffentlichen Toiletten, trauen sich nicht ins Kino, geschweige denn ins Theater. Längere Busreisen werden zum Problem. Sie fühlen sich verspottet, weil das häufige Aufsuchen einer Toilette eine altersbedingte Erkrankung darstellt.

Ich meine, der gute Rat, im Alter viel zu trinken, sollte immer mit dem Hinweis verbunden sein, dass eine 24-Stunden-Urinmenge von 1000–1500 ml ausreichend ist. Alte Menschen empfinden 5–7 Toilettengänge pro Tag als Besserung eines quälendes Symptoms. Wird die eingelagerte Flüssigkeit vorrangig im Liegen und nachts ausgeschieden, ist es ebenfalls hilfreich, wenn das ständige Wasserlassen um die Hälfte reduziert wird.

7. Der wunde Punkt

Das Gehirn hat keine Löschtaste. Jeder Schmerz hinterlässt dort Spuren. Die Angst vor erneuten Schmerzen wirkt schmerzverstärkend. Schmerzerinnerungen können mit einer positiven Verknüpfung im Gehirn überschrieben werden und bekommen eine andere Bedeutung. Ein Fallbeispiel soll diesen Zusammenhang verdeutlichen:

Ein 43-jähriger Patient beklagt sechs Jahre nach der operativen Korrektur einer Harnröhrenstriktur immer wieder brennende Schmerzen in der Harnröhre. Früher kam es als Folge einer Pfählungsverletzung im Alter von zehn Jahren zu Harnwegsinfekten und zunehmenden Miktionsbeschwerden. Seit der OP vor 6 Jahren kann er seine Blase restharnfrei ohne Nachweis eines Infekts im Strahl entleeren. Objektiv betrachtet ist dies ein optimales postoperatives Ergebnis nach sechs Jahren.

Unverändert bleibt jedoch die Narbe in der hinteren Harnröhre mit transplantierter Mundschleimhaut sein persönlicher „wunder Punkt". Unverändert spürt er in diesem Bereich beunruhigende Missempfindungen in Form von brennenden Schmerzen. Die Hilflosigkeit der somatisch denkenden Ärzte wirkt verstärkend auf das Beschwerdebild, besonders, wenn sich keine Ursache für die Beschwerden finden lässt und die Aufmerksamkeit auf dieses Problem fixiert wird.

Anstatt die lokale Überempfindlichkeit mit allen Mitteln zu bekämpfen, sollte versucht werden, diesen Defekt als individuelle Besonderheit zu akzeptieren. Die Subjektivität der Beschwerden könnte ein Schmerzprotokoll verdeutlichen. Viel zu selten wird die Frage berücksichtigt, welche Bedeutung Umweltbelastungen auf die Schmerzwahrnehmung haben. Positiv gesehen könnten somatische Beschwerden wie ein „Seismograf" auf psychosoziale Konflikte im Umfeld von Patienten hinweisen. Urologische Kontrollen sollten dazu dienen, eine restharn- und infektfreie Blasenentleerung zu überwachen. Wichtig ist dem Patienten, immer wieder das Gefühl von Sicherheit zu vermitteln, dass somatisch kein krankhafter Befund vorliegt, der repariert werden muss.

Wir können lernen, Schmerzen zu beherrschen. Sie sind emotionale Reaktionen auf Bewertungen im Gehirn. Das Zentralnervensystem leitet die Reize dorthin. Hier wird das Signal unterschiedlich verarbeitet. Das Gehirn entscheidet, was wichtig ist. Zudem können wir trainieren, wie wir Schmerzen bewerten, die Betroffenen müssen selbst aktiv werden.

Die Intensität der Schmerzempfindung ist abhängig von Vorerfahrungen. Aus Angst vor Bestrafung wurde die Verletzung des oben genannten Patienten anfangs den Eltern gegenüber verschwiegen. Tagelange Blutungen aus der Harnröhre wirkten zusätzlich traumatisierend. Aus dem anfänglich akuten Geschehen wurde im Verlauf der Jahre mit Infekten und der zunehmenden Harnröhrenstriktur ein chronisches Krankheitsbild. Erst 27 Jahre nach der Verletzung wurden die Folgen dieser Läsion operativ saniert. Die über die lange Zeit entstandene Überempfindlichkeit im Schmerzgedächtnis bleibt mit der Sanierung des lokalen Defekts unverändert und ist wie bei Phantomschmerzen weiterhin aktiv.

Die Erwartungen und das Verhalten anderer beeinflussen die Wirksamkeit von Reizen auf die Schmerzsensibilität. Das limbische System im Mittelhirn bestimmt, wie Schmerzen emotional bewertet werden. Ein mit Ärger oder Stress verbundener Schmerz wird intensiver empfunden, wie Endorphin gesteuerte Glücksgefühle Schmerzen in den Hintergrund treten lassen. Die individuelle Schmerzwahrnehmung ist abhängig von körperlichen, gesellschaftlichen und psychologischen Einflüssen.

Individuelle Persönlichkeitsmerkmale wie Ängstlichkeit und Aufmerksamkeit korrespondieren gegenüber Schmerzen mit dem Grad der Vernetzungen im Gehirn. Bei der psychosozialen Intervention ist die Beziehung zwischen Therapeuten und Patienten von eminenter Wichtigkeit. Ein und dieselbe Behandlung ist wirksamer, wenn sie von empathischen und zugewandten Verhaltensweisen seitens der Therapeuten begleitet wird. Auch die Erwartung der Therapeuten an den Erfolg der Therapie ist von nicht zu unterschätzender Bedeutung. Daher ist eine vertrauensvolle Arzt-Patienten-Beziehung entscheidend für jeden Heilungserfolg.

Wenn alle Errungenschaften der modernen Medizin im Bereich der Akutversorgung ausgeschöpft sind, sollten Patienten mit einer chronischen Erkrankung motiviert werden, die unangenehmen Veränderungen zu akzeptieren. Bei einer einfühlsamen therapeutischen Vorgehensweise ist zu berücksichtigen, dass nur die Betroffenen die individuellen Besonderheiten ihrer Beschwerden kennen.

Gemeinsam könnte überlegt werden unter welchen Bedingungen eine Veränderung des Beschwerdebildes feststellbar ist, um anschließend nach Lösungen zu suchen, die eine Linderung bewirkt. Bei dem genannten Patienten war der Beschwerdegrad eindeutig auf von zwischenmenschliche Konflikte zurückzuführen. Die überempfindlichen Reaktionen dienten letztlich als „Seismograf" für Probleme im Umfeld, die später Thema der therapeutischen Intervention waren. Diese positive Einstellung in Bezug auf die Beschwerden und Veränderungen im Umgang mit den problematischen Bezugspersonen führte zu einer schnellen Linderung der unangenehmen und verunsichernden Beschwerden

Bei chronischen Erkrankungen weiß nur der Patient, was ihm fehlt. Die apparative Diagnostik ist in diesen Fällen wenig hilfreich, weil die Ursachen für Beschwerden nur im zwischenmenschlichen Bereich gefunden werden können.

8. Was haben chronische Prostatitis und interstitielle Cystitis gemeinsam?

Obwohl die chronische Prostatitis bei Männern geschlechtsspezifisch ist, stellt sich die Frage, aus welchen Gründen die interstitielle Cystitis nur bei Frauen auftritt. Gemeinsam ist bei beiden Erkrankungen, die oft vergebliche und sehr einseitige Suche nach einer bakteriellen Ursache. Der histologische Nachweis einer Autoimmunreaktionen ist, wenn die Suche nach einem entzündliche Parameter im Vordergrund steht, der ersehnte Beweis für eine somatische Reaktion.

Bei anderen Autoimmunerkrankungen wie beim Lupus erythematodes bewirken psychosoziale Stressbelastungen eine signifikante Zunahme der Autoimmunreaktion (Schubert 2016). Aus diesem Grund ist auch bei einer chronischen Prostatitis oder einer interstitiellen Cystitis zu vermuten, dass gleichermaßen psychosoziale Faktoren eine Rolle spielen könnten.

An nicht entzündliche Ursachen wird nicht gedacht, weil dafür keine objektivierbaren Parameter zur Verfügung stehen. Der Vaginismus ist als psychogene Erkrankung uneingeschränkt anerkannt und ein Beweis dafür, dass psychosoziale Konflikte eine massive Verspannung des Beckenbodens bewirken können. Die Betroffenen machen mit einer somatischen Reaktion auf psychosoziale Probleme aufmerksam. Wenn es gelingt, für psychosoziale Belastungen andere Lösungswege zu finden, verlieren die somatischen Beschwerden an Bedeutung.

Lösungsweg bei einem Mann:

Ein Patient versucht vergeblich, in dem langandauernden Konflikt zwischen der Ehefrau und seiner Mutter, die in der anderen Doppelhaushälfte wohnt, zu vermitteln. Seit Jahren wird parallel eine chronische Prostatitis immer wieder mit Antibiotika behandelt, obwohl sich keine bakterielle Infektion nachweisen lässt. Erst als der psychosoziale familiäre Konflikt zur Sprache kommt und nach anderen Lösungswegen gesucht wird, verlieren die bis dahin unerklärlichen Unterbauchbeschwerden an Bedeutung und werden deutlich weniger wahrgenommen.

Lösungsweg bei einer Frau:

Eine Ehefrau, die immer bemüht war, den Ansprüchen ihres erfolgreichen Ehemanns zu genügen, reagiert somatisch mit vermehrtem Harndrang. Sie recherchiert im Internet und findet den Hinweis auf eine bisher wenig erforschte, aber letztlich als unheilbar geltende interstitielle Cystitis. Panische Ängste, unheilbar erkrankt zu sein, machen die Befürchtungen unerträglich, ihrem Ehemann noch weniger zur Verfügung stehen zu können. Erst als sie auf einer Seereise seekrank wird und schlagartig keine Blasenbeschwerden mehr hatte, wurde ihr bewusst, dass äußere Umstände ihr Vegetativum massiv beeinflussen und für ihr Wohlbefinden von Bedeutung sind.

Bei beiden Geschlechtern haben psychosoziale Konflikte oder einfacher gesagt Angst, Einfluss auf die Funktion der Blase, ein Organ, mit dem wir Druck ablassen. Ein stressbedingtes, nicht entspanntes Loslassenkönnen bei der Miktion ist nicht mehr möglich.

Bei restharnfreier Blasenentleerung und unauffälligem Urinbefund sollten weitere invasive Untersuchungen nicht dazu führen, das Problem zu dramatisieren. Obwohl vom Patienten Beschwerden beklagt werden, ist es beruhigend, wenn keine krankhaften körperlichen Befunde vorliegen. Hilfreich wäre eine gemeinsam Suche nach einer Störungen im sozialen Umfeld und die Erklärung, dass mit körperlichen Symptomen indirekt auf psychosoziale Belastungen hingewiesen wird, so wie Tränen ein somatischer Hinweis für Traurigkeit sind. Erwartet wird, getröstet zu werden, und keine Behandlung der Tränendrüsenüberfunktion.

Irreführend ist die Bezeichnung Prostatitis bzw. Cystitis, die jeweils eine entzündliche Genese vermuten lässt. Bei diesem Beschwerdebild ohne Nachweis einer Entzündung wäre eine bei beiden Geschlechtern gemeinsam geltende Diagnose passender: „vegetatives Urogenitalsyndrom".

Verwendete Literatur:

Schubert, C. (2016): Was uns krank macht – Was uns heilt. Munderfing: fischer & gann

9. Nicht der Text, sondern der Kontext entscheidet

Oder:

Wir Ärzte haben gelernt, Symptome zu reparieren, denken jedoch selten darüber nach, gegebenenfalls die symptomauslösende Ursache zu verändern.

Wir weinen, wenn wir traurig sind. Kein Arzt würde jedoch auf die Idee kommen, Weinen –eine somatische Reaktion auf Traurigkeit – als Überfunktion der Tränendrüsen zu behandeln, es sei denn, die seelische Belastung verursacht eine Depression. Unter diesen Umständen könnten Antidepressiva sinnvoll sein.

Bei einer vermehrten Magensaftsekretion als eine natürliche Reaktion auf Stress behandeln wir fälschlicherweise fast ausschließlich das Symptom medikamentös und nicht seine Ursache in Form von Stress. Ulzera (Magengeschwüre) als klassische psychosomatische Erkrankung in diesem Bereich treten kaum noch in Erscheinung.

Körperliche Reaktionen auf seelische Befindlichkeit wie das Weinen bewirken psychosoziale Reaktionen, indem wir Bertoffene trösten. Andere somatische Marker, die wir in Stresssituationen erleben, werden als krankhaft definiert und medikamentös korrigiert.

Die Trennung von Körper und Seele, wie sie in der heutigen Medizin immer noch praktiziert wird, ist aufgrund neurobiologischer Erkenntnisse nicht mehr sinnvoll. Körper und Seele sind untrennbar miteinander verbunden. Jede seelische Belastung bewirkt somatische Reaktionen und umgekehrt hat jede körperliche Veränderung psychische Folgen.

Die Intensität dieser gegenseitigen Vernetzungen ist individuell unterschiedlich und wird auf prägende Lebenserfahrungen zurückgeführt. Einerseits stehen psychische Probleme mit geringer Beachtung der körperlichen Reaktionen im Vordergrund. Andererseits sind somatischen Reaktionen so gravierend, dass an die psychogene Ursache wie beim Ulkus selten gedacht wird.

Ein Fallbeispiele aus der Praxis soll diesen Zusammenhang verdeutlichen:

> Ein qualifizierter Fachverkäufer mit Migrationshintergrund, der zeitlebens um Anerkennung ringen musste, wird vom neuen Chef wegen seines ausländisch klingenden Akzent mit abwertenden Kommentaren diskriminierend behandelt. Beim Versuch, keine weitere Schwäche zu zeigen, traut er sich nicht mehr, während der Arbeitszeit zur Toilette zu gehen. Es kommt zur Harnverhaltung, weil die übervolle Blase nach Ende der Arbeitszeit nicht mehr spontan entleert werden kann. Im Rahmen einer urologischen Notversorgung wird er mit einem Cystofix-Blasenkatheter versorgt. Es folgt die Einweisung in eine psychosomatische Klinik, weil ein somatisches Abflusshindernis nicht nachgewiesen werden kann. Dort steht das hohe Stresspotential des Patienten im Vordergrund. Der Dauerkatheter als Folge der Stresserkrankung wird nicht mehr beachtet. Erst eine anerkennende Tätigkeit bei einem neuen Arbeitgeber ermöglicht eine unbeschwerte, restharnfreie Blasenentleerung.

Diese Blasenentleerungsstörung sollte nicht als Krankheit definiert werden, sondern als gesunde Körperreaktion auf ein letztlich krank machendes Umfeld.

Es gibt Menschen, die machen sich vor Angst in die Hose. Blenden wir die Angst aus, oder verdrängen diese Reaktion, sprechen wir von einer krankhaften Reizblase. Jeder von uns hat schon einmal erlebt, dass die überaktive Blase eine gesunde Reaktion auf maximalen Stress sein kann. Mit Botox können wir den unangenehmen Effekt auf die Blase blockieren, so wie wir lästige Falten im Gesicht glätten, dafür aber, wenn die Emotionen nicht mehr ankommen, nicht mehr Lächeln können.

Emotionen, die sich körperlich äußern, dienen der zwischenmenschlichen Verständigung und sollten nicht medikamentös ausgeschaltet werden.

Bei rezidivierenden Harnwegsinfekten bekämpfen wir die lästigen Kolibakterien mit allen zur Verfügung stehenden Antibiotika. Nicht beachtet wird, dass diese Keime eigentlich immer im Umfeld der Blase vorhanden sind und niemand die Frage stellt, unter welchen Umständen diese Keime dorthin gelangen. Dieses Missverständnis ließe sich ohne Weiteres aus der Welt schaffen. Bereits die Angst, vor einem wichtigen Ereignis wieder eine Blasenentzündung zu bekommen, reicht aus, nicht entspannt loslassen zu können, weil wie bei einer mechanischen Abflussbehinderung die Entstehung von Harnwegsinfekten begünstigt wird. Allein das Sicherheit gebende Gefühl, sich notfalls mit einem Antibiotikum, was man dabei hat, selbst helfen zu können, bringt die notwendige Entspannung, um Rezidive zu vermeiden.

Wenn im Leben eine allgemeine Unsicherheit ausreicht, Krankheiten zu bewirken, sollten Patienten lernen, besser damit umzugehen, bevor es zu einer Erkrankung kommt.

Beim Prostatakarzinom stehen inzwischen drei völlig unterschiedliche Therapieoptionen zur Verfügung. Allein die Tumorbeschaffenheit soll ausschlaggebend sein, ob operiert, bestrahlt oder sogar nichts unternommen werden muss. Kaum berücksichtigt wird die enorme psychische Belastung einer derartig lebensbedrohlichen Diagnose. Die jeweilige Performance des Patienten sollte entscheiden, wie damit umzugehen ist. Daher ist es wenig ratsam, bei einem ängstlichen Patienten erst einmal abzuwarten. Andere hätten vielleicht den Mut abzuwarten, ob es überhaupt zu einer fortschreitenden Erkrankung kommt. Patienten haben ein Gefühl dafür, was ihnen am besten hilft. Das, was die jeweiligen Experten sagen, entspricht nicht immer den Bedürfnissen der Betroffenen.

Patienten sollten den Therapieplan aktiv mitgestalten, um sie effektiv behandeln zu können. Denn es helfen nur die Therapien, von denen die Betroffenen überzeugt sind.

Sexuelle Lustlosigkeit ist keine Krankheit, sondern ein Protest. Indirekt sagen Frauen: So nicht! Die logische Frage darauf wäre: Wie denn? Für Männer gilt: Wer hat schon Lust zu etwas, was er nicht gut kann? Sexualität muss gelernt werden. Es gibt Gründe dafür, wenn dieser Lernprozess verpasst wurde. Aber es sind nicht die fehlende Hormone, die ersetzt werden müssen, wie es die Pharmaindustrie gern hätte.

Andere Männer haben Angst, weil sie ihrem sexuellen Leistungsvermögen nicht trauen oder glauben, den Anforderungen der Partnerin nicht zu entsprechen und im entscheidenden Moment zu versagen. Gern wird eine Durchblutungsstörung als Ursache vermutet. Entsprechende Medikamente vermitteln bei sexueller Stimulation aufgrund der ungewohnten Mehrdurchblutung das Gefühl von mehr Sicherheit und verbessern wie Gleitcreme bei der Frau lediglich die Voraussetzungen für eine gelingende Sexualität.

Es zeigt sich unter anderem in den unterschiedlichen Erregungsmustern, dass Männer anders sind als Frauen. Der frühe oder vorzeitige Samenerguss ist für das Kinderkriegen wichtig und von Natur aus so vorgesehen. Vier Fünftel aller Paare arrangieren sich mit dieser Situation. Andere sehen darin eine Störung. In der Folge werden Gefühle mit einem Antidepressivum blockiert, anstatt zu lernen, mit den überschießenden Emotionen anders umzugehen.

Losgelöst von irritierenden Emotionen wird ein perfektes emotionsloses Funktionieren erwartet. Sexuelle Störungen sind keine Defekte, die repariert werden müssen. Oft sind sie ein Hinweis auf eine gestörte Partnerschaft.

Die Bespiele zeigen, dass es für urologische und sexuelle Probleme unterschiedliche Lösungen gibt. Früher fragten Ärzte ihre Patienten, was ihnen fehlt. Heute wissen Ärzte immer sofort, was

Patienten benötigen. Entsprechende Angebote nehmen auf dem Gesundheitsmarkt ständig zu. Auch Ärzte können sich dieser Entwicklung nicht entziehen. Wirtschaftliche Aspekte bekommen eine immer größere Bedeutung und lenken davon ab, sich auf Ursachen zu konzentrieren, die für Betroffene wichtig sind. Die Betroffenen wissen ohnehin am besten, was sie benötigen und machen mit ihren Symptomen auf diese Mängel aufmerksam. Oft wünschen sie lediglich Beruhigung in der Hoffnung, gesund zu sein. Ärzte machen aus Symptomen Krankheiten, die behandelt werden müssen. Dieses vorschnelle Handeln führt zu Missverständnissen. Aus diesem Grund sollten Ärzte wieder mehr mit Patienten sprechen. Es wäre wünschenswert, dass Ärzte als Experten für Befindlichkeitsstörungen ihren Patienten so viele Informationen geben, die benötigt werden, um sich selbst ein Bild zu machen. So können Patienten mit entscheiden, was ihnen tatsächlich fehlt. Ärzte müssten dieses Interesse viel mehr respektieren. Wirtschaftliche Interessen sollten dabei keine Rolle spielen. Nur so ist eine vertrauensvolle Arzt-Patienten-Beziehung möglich, die eine grundlegende Voraussetzung für jede erfolgreiche ärztliche Intervention ist.

10. Wie subjektive Einstellungen Krankheitsgefühle prägen

„Ich bin dafür verantwortlich, was ich aus meinem eigenen einmaligen Leben mache", sagt Hermann Hesse, der sich mit diesem Anspruch sehr schwer getan hat. Wenn wir Lebenskrisen als Herausforderung betrachten, wachsen wir an ihnen oder scheitern, wenn wir resignieren. Wir fühlen uns wohl, wenn alle Probleme gelöst sind. Es ist ein Zustand, der nicht permanent zur Verfügung steht, sondern den wir uns ständig neu erarbeiten müssen. Es fällt leichter, wenn wir uns auf Aufgaben konzentrieren, die wir gut können, und wir von unserem Umfeld Anerkennung und Wertschätzung erhalten. Ein erheblicher Belastungsfaktor ist die Angst, den Ansprüchen anderer oder den eigenen Erwartungen nicht zu entsprechen. Derartige Dauerbelastungen schwächen unser Abwehrsystem und haben eine nicht zu unterschätzende krank machende Wirkung auf alle Organsysteme. Kommt es unverhofft zu einer krankhaften Veränderung, ist unsere subjektive Einstellung für den weiteren Verlauf der Erkrankung von entscheidender Bedeutung. Zwei Fallbeispiele sollen diese Zusammenhänge verdeutlichen.

Fallbeispiel 1

Ein 50-jähriger Mann beklagt nach der Resektion einer „Zyste" am Blasenausgang ein unangenehmes, ihn massiv verunsicherndes Brennen in der Harnröhre. Der Urologe behandelt dieses Symptom erfolglos mit Antibiotika. Der Neurologe vermutet eine Neuropathie. Antidepressiva lindern zwar die Beschwerden, verhindern aber eine Wiedereingliederung in den Arbeitsprozess selbst nach einer über einem halben Jahr andauernden Arbeitsunfähigkeit. Bei der Suche nach einer unbewussten Blockade ergibt die psychotherapeutische Intervention, dass der Patient mit der Erkrankung indirekt einen Grund gefunden hat, nicht mehr an den gehassten Arbeitsplatz zurückkehren zu müssen. Er fühlte sich 33 Jahre lang als Finanzfachwirt ohne menschenwürdige Anerkennung wie ein „Roboter" benutzt. Die Frage ist, ob die langfristige innere Unzufriedenheit nicht auch zu den anfänglichen Beschwerden geführt hat, die primär zur operativen Intervention und sekundär zu einer chronischen Langzeiterkrankung geführt haben könnten.

Eine stressbedingte chronische Verspannung des Beckenbodens wäre eine Erklärung für die urologischen Beschwerden. Dafür spricht auch, dass dämpfende Medikamente die Beschwerden lindern. Eine Alternative zu Antidepressiva als Dauertherapie wäre die Suche nach einer stressfreieren Lösungen für seine innere Unzufriedenheit. Der Patient ist stolzer Besitzer von mehreren Ferienwohnungen, die er lukrativ vermietet und allzu gern häufiger selber bewohnen würde. Die Verwaltung dieser Wohnungen mit der finanziellen Unterstützung als Frührentner wäre aus seiner Sicht eine ideale Lösung. Alle Probleme wären für ihn schlagartig beseitigt und eine wichtige Voraussetzung für ein gesundes und wesentlich stressfreieres Leben.

Die grandiosen Erfolge der modernen Medizin bei akuten Erkrankungen machen zugleich die Hilflosigkeit bei chronischen Erkrankungen deutlich. Die Erfolge basieren in erster Linie auf der Reparatur von körperlichen Defekten mit operativen oder medikamentösen Mitteln. Dieses Vorgehen ist bei chronischen Erkrankungen jedoch weniger effektiv. Offensichtlich spielen hier andere Faktoren eine Rolle, die mit den Methoden der akuten Medizin unberücksichtigt bleiben.

Auffällig ist, dass sich chronisch Kranke in einer vertrauensvollen, zugewandten und Sicherheit vermittelnden Umgebung besser fühlen. Wenn das soziale Umfeld einen positiven Einfluss auf das Krankheitsgeschehen hat, stellt sich die Frage, ob es im Gegensatz dazu nicht auch eine verschlechternde oder sogar eine auslösende Ursache für Krankheiten haben kann? Derartige Überlegungen werden in der modernen, von diagnostischen Apparaten beherrschten Medizin viel zu wenig berücksichtigt.

Aber nicht nur psychosoziale Ursachen sind zu bedenken. Auch altersbedingte Veränderungen bekommen eine immer größere Bedeutung, weil wir aufgrund der medizinischen Fortschritte immer älter werden.

Fallbeispiel 2

Ein 80-jähriger Kollege mit einer Bypassoperation mit 60 Jahren, einer Blasen-TU- Resektion mit 70 Jahren, einer riesigen Prostata ohne Restharnbildung, einer Hüftgelenksarthrose mit Bewegungseinschränkung, aber ohne Schmerzen, einer progredient destruktiv-entzündlichen Läsion (Cholesteatom) im Mittelohr empfindet einzig und allein eine zunehmende Phimose mit ständigen Einrissen am Präputium beim Säubern subjektiv als sehr störend. Dieses Symptom lässt er operativ korrigieren, die anderen viel gravierenden krankhaften Veränderungen führen zwar zu Einschränkungen, verhindern aber nicht das Gefühl, sich gesund und „top fit" zu fühlen, um das Leben in vollen Zügen zu genießen.

Es kommt also auch darauf an, wie wir mit Veränderungen umgehen und wie wir diese akzeptieren, auch wenn sie nicht den medizinischen Normen entsprechen. Insbesondere bei chronischen Veränderungen bzw. Erkrankungen sind die Errungenschaften der akuten Medizin nur sinnvoll, wenn sie eine deutlich subjektive Verbesserung der Situation versprechen Die Beschwerden nehmen häufig zu, wenn die Veränderungen mit allen Mitteln bekämpft werden oder wenn wir unsere Aufmerksamkeit einseitig nur auf dieses Problem konzentrieren. In erster Linie sollte das Augenmerk darauf ausgerichtet sein, sich mit den Veränderungen zu arrangieren. Die Bereitschaft anderer, dabei zu helfen, eigenes Leid zu ertragen, hat ebenfalls eine lindernde Wirkung. Außerdem ermöglicht eine vertrauensvolle Beziehung, bei krank machenden Konflikten weniger krank machende Lösungswege zu finden.

Es ist äußerst individuell und von frühen Erfahrungen abhängig, wie wir auf Veränderungen reagieren. Die strenge Trennung zwischen somatischen und psychosomatischen Erkrankungen entspricht nicht der Realität. Zudem wäre es hilfreich, die Psyche als die Lebendigkeit unseres Organismus zu verstehen. Unser psychosoziales Umfeld könnte auf die Lebendigkeit der Gesellschaft hinweisen. Wichtig ist es, einen Platz in der geselligen Gemeinschaft zu finden, was eine optimale Voraussetzung für psychosoziales Wohlbefinden wäre, wenn auf der somatischen Ebene nicht alles perfekt ist.

Der sog. „Kurschatten" liefert den hinlänglichen Beweis, dass ein zugewandtes Umfeld somatische Beschwerden beheben kann. Trotz optimaler medizinischer Rundumversorgung im Verlauf eines Kuraufenthalts ist auffällig, dass selbst bei langfristigen Körperbeschwerden oder seelischen Problemen schlagartig eine deutliche Besserung eintritt, wenn wir uns gegenseitig ineinander verlieben.

Die Liebe ist in diesem Fall eine sehr wirksame Medizin, aber leider auch nicht immer ohne Nebenwirkungen.

11. Hilflosigkeit und Verzweiflung – Was ist jetzt zu tun?

Eine 60-jährige Frau wurde durch zwei kurz aufeinander folgende Blasenentzündungen massiv verunsichert, obwohl sie nach einer Einmaltherapie mit einem Antibiotikum schnell wieder beschwerdefrei war. Ihr 10 Jahre älterer Ehemann war auf ihre Pflege angewiesen. Sie konnte es sich nicht leisten, krank zu sein. Mit Argusaugen beobachtete sie seitdem ihre Blasenfunktion.

Man hatte ihr geraten, viel zu trinken, um eine erneute Infektion zu vermeiden. Plötzlich konnte sie nachts nicht mehr durchschlafen, weil sie aufstehen musste, um die Blase zu entleeren. Noch mehr störte ein wiederholt auftretender plötzlicher Harndrang und die Angst, das Wasser nicht halten zu können. Beide Symptome bedeuteten eine erhebliche Bewegungseinschränkung und blockierten ihre Bemühungen um ihren pflegebedürftigen Ehemann. Ständig musste eine Toilette in der Nähe sein.

Die zurate gezogene Gynäkologin verordnete eine lokale Hormonbehandlung. Obwohl eine akute Blasenentzündung ausgeschlossen werden konnte, vermutete ein zweiter Urologe eine sich wiederholende Blasenentzündung und behandelte mit Impfungen, um die Abwehrkräfte gegen ständige Blaseninfektionen zu mobilisieren.

Hinzu kamen Rückenschmerzen, weil die Belastungen aufgrund der Erkrankung des Ehemanns zunahmen. Für eine zusätzliche Verunsicherung sorgte ein vermuteter Bandscheibenvorfall, der zusätzlich einen Einfluss auf die Blasenfunktionsstörung haben könnte. Eine ärztlich verordnete Krankengymnastik linderte zumindest die Rückenschmerzen. Das empfohlene Beckenbodentraining änderte wenig an den Blasenbeschwerden.

Ein dritter Urologe verschrieb unverändert beim Verdacht auf eine chronische Blasenentzündung eine medikamentöse antientzündliche Langzeitbehandlung. Anschließend machte sich bei der Patientin ein Kribbeln in den Händen. Ein Nervenarzt vermutete eine

Nervenschädigung, die als Nebenwirkung dieser Medikamente bekannt war. Die Patientin war nun endgültig von den schulmedizinischen Maßnahmen enttäuscht.

Anschließend versuchte sie es mit homöopathischen Arzneimitteln, die keine wesentlichen Veränderungen bewirkten. Eine Osteopathie-Behandlung blieb ebenfalls erfolglos. Nebenbei wurden sämtliche Behandlungsempfehlungen aus diversen Frauenzeitschriften akribisch befolgt und mehrere Heilpraktiker konsultiert.

Die Patientin sammelte die Verpackungen aller inzwischen eingenommenen Medikamente in vier großen Plastiktüten, um eine Wiederholung eines bereits ausprobierten Medikaments zu vermeiden. Die mittlerweile ebenfalls ratlose Apothekerin empfahl die Vorstellung in der Universitätsklinik. Beim Verdacht auf das Vorliegen einer sogen. „überaktiven Blase" auf der Basis einer interstitiellen Zystitis wurden Gewebeproben aus der Blase entnommen. In der Folge kam es zu massiven Blutungen aus der Blase. Total verunsichert und mit Panikattacken hilfloser Verzweiflung wurde sie nachts in einer urologischen Klinik notfallmäßig stationär aufgenommen. Unter der Obhut der stationären Betreuung fühlte sich die Patientin erstmals wieder sicher und geborgen. Am darauf folgenden Morgen war sie beschwerdefrei und konnte ihre Blase ohne die geringsten Beschwerden restharnfrei entleeren.

Als beratender Facharzt für Urologie und Psychotherapie zusammen mit dem leitenden Oberarzt der Klinik konnten wir eine körperliche Ursache für den langen Leidensweg dieser Patientin ausschließen.

Bisher war nicht aufgefallen, dass der anfangs gut gemeinte Rat vermehrt zu Trinken, dazu geführt hatte, nachts dreimal eine volle Blase mit jeweils 200–300 ml Urin zu entleeren. Hinzu kam, dass die Ersterkrankung in Form der wiederholten Harnwegsinfekte mit heftigen Beschwerden traumatisierend war. In der Folge war die Patientin zunehmend verunsichert, weil ähnliche Symptome als erneute Erkrankung gedeutet und entsprechend dramatisch erlebt wurden. Bei stressbedingten Verspannungen im Becken-Boden-Bereich können Betroffene bei der Miktion nicht mehr entspannt loslassen und reagieren mit plötzlichem und permanentem Harndrang.

Diese Ursachen für die Blasenentleerungsstörung lassen sich nicht messen, bewirken aber eine zusätzliche Verunsicherung, weil es keine erfassbare Ursache für die Beschwerden gibt. Nur die Betroffenen entwickeln ein Gespür dafür, was ihnen „fehlt". Im Gegensatz dazu wissen Therapeuten immer sofort, was Patienten „brauchen". Es werden Medikamente verschrieben, die Symptome lindern, aber nicht die Ursachen beseitigen. Unserer Patientin „fehlte" die nötige Sicherheit, um unter optimalen Bedingungen ihren Ehemann pflegen zu können.

Von jetzt ab geht die Patientin wieder zu ihrem ersten Urologen, der nicht weiter nach Erkrankungen sucht, sondern ihr bei regelmäßigen Kontrollen die Bestätigung und Sicherheit vermittelt, dass die Blase „gesund" ist. Anhand eines Miktionsprotokolls wurde ihr bewusst, dass häufiges Wasserlassen eine natürliche Reaktion auf vermehrtes Trinken ist. Sie hat gelernt, nur noch so viel zu trinken, dass innerhalb von 24 Stunden eine Urinmenge von anderthalb Litern ausreicht, um weitere Infekte abzuwehren. Sie hat registriert, dass besonders in Stresssituationen ein plötzlicher Harndrang auftreten kann und die Blase darauf aufmerksam macht, wie sehr Betroffene unter Druck stehen. Die Blase ist dabei behilflich, „Druck abzulassen".

Die Angst vor einer erneuten Blasenentzündung ist deutlich zurückgegangen, seitdem sie das anfangs gut wirkende Medikament ständig dabei hat. Sie verfügt über die nötige Sicherheit, sich notfalls selbst helfen zu können.

Die psychotherapeutische Intervention hat dazu geführt, Körpersymptome als hilfreiche Informationen zu interpretieren. So wie das Weinen nicht als Überfunktion der Tränendrüsen zu sehen ist, sondern auf Traurigkeit hinweist, könnte ein plötzlicher Harndrang ein Hinweis auf Stress im Umfeld sein.

Häufig hilft ein einfühlsames und aufklärendes Gespräch mehr als die ständige Verordnung neuer Medikamente.

12. Die Schwierigkeiten von Migranten, sich in der neuen Umgebung zurechtzufinden

Ein 30-jähriger Patient wechselt von einem Urologen zum nächsten und beklagt erhebliche Blasenprobleme. Ein plötzlicher Harndrang überfällt ihn immer wieder teilweise derartig unvorbereitet, dass er es nicht mehr zur nächsten Toilette schafft und vorher in die Hose macht, was für ihn sehr unangenehm ist. Eine vermutete Blasenentzündung oder eine Blasenentleerungsstörung mit Restharnbildung lässt sich ausschließen. Selbst eine sehr unangenehme und schmerzhafte Blasenspiegelung ergibt keinen krankhaften Befund. Medikamente, die zur Beruhigung der Blase rezeptiert werden, lindern kaum die Beschwerden. Der Patient ist ganz verzweifelt, weil ihm unterstellt wird, ohne krankhaften Befund die Beschwerden zu simulieren. Derartige Vermutungen werden immer wieder von Patienten geäußert, wenn Ärzte keine objektiven Ursachen für die beklagten Beschwerden finden. Oft folgen weitere angeblich noch genauere Untersuchungen mit Computer- oder Magnetresonanztomografie. Die Spezialisten für derartige Untersuchungen erheben schriftliche Befunde ohne den betroffenen Patienten untersucht, geschweige denn gesprochen zu haben. Dabei werden Abweichungen von der Norm beschrieben, die pathologisiert oder krankmachend eingestuft werden und die es zu reparieren gilt. Im sogenannten „Sprechzimmer" der behandelnden Ärzte wird nicht mehr gesprochen, sondern am PC überlegt, welche Reparaturen beim Patienten anhand der vorliegenden Bilder vorzunehmen sind. Patienten sind bereit, alles mit sich machen zu lassen, weil sie hoffen, dass endlich eine korrigierbare Ursache für ihre Beschwerden gefunden wird.

Ich erwarte in einer Arzt-Patienten-Beziehung mehr, als dass mir ausschließlich Fakten mitgeteilt und die von der Pharmaindustrie für bestimmte Symptome vorgeschriebenen Medikamente rezeptiert werden. Ich erwarte, dass der mich behandelnde Arzt zusätzlich Interesse an meiner Person zeigt und sich nicht nur um das von mir beklagte Symptom kümmert.

Wenn wir die Lebensgeschichte unseres Patienten kennen, bekommen seine Symptome eine neue Bedeutung. Zusammen mit seiner Familie musste er als heranwachsender Junge aus Afghanistan flüchten. Einer alten Familientradition folgend war sein Vater dort als Arzt tätig. Hier in der neuen Heimat war er als Familienoberhaupt darauf angewiesen, seine Familie nicht als Arzt, sondern als Hafenarbeiter finanziell über Wasser zu halten. Er starb früh, auch weil er der schweren körperlichen Arbeit nicht gewachsen war. Seit dem Tod des Vaters vertritt unser Patient den Anspruch, als männlicher Nachfolger das Familienoberhaupt zu ersetzen, eine Herausforderung, mit der er jedoch total überfordert ist. Die Überforderung zeigt sich auch in seinen schulischen Leistungen. Zeitgleich beginnen die lästigen Beschwerden im Bereich seiner Blase in Form eines plötzlichen und unerwarteten Harndrangs als körperliches Zeichen dafür, wie sehr er „unter Druck steht". Seine ältere Schwester studiert der Familientradition folgend Medizin, seine Mutter arbeitet als Krankenschwester. Er selbst würde gern Informatik studieren, scheitert aber an den schwachen schulischen Leistungen in Mathematik und verlässt die Schule mit dem Hauptschulabschluss.

Er hat sich immer zugewandt stets freundlich um andere gekümmert und absolvierte eine Ausbildung zum Altenpfleger. Dieser Beruf hat ihn jedoch nicht glücklich gemacht. Er wird über das übliche Maß hinaus ausgenutzt, macht ständig Überstunden, wird schlecht bezahlt und anstatt Anerkennung zu bekommen, wird er nur kritisiert. Immer mehr rebelliert seine Blase indirekt auf den massiven Stress am Arbeitsplatz. Sofort ändert sich seine verzweifelte und depressiv wirkende Mimik, als wir während eines Gesprächs auf Themen aus der IT-Branche zu sprechen kommen. Hier trifft er seine Freunde und bekommt die Anerkennung, die seit dem Tod seines Vaters für ihn so wichtig ist.

Die Befürchtung, eine Lernschwäche zu haben, hat sich nicht bestätigt, auch weil er entsprechend motiviert ohne Schwierigkeiten den Realschulabschluss nachholen konnte. Als sich die Gelegenheit bietet, als Quereinsteiger in einem IT-Unternehmen Fuß zu fassen, sind seine Blasenbeschwerden nicht mehr von Bedeutung. Der immer wieder auftretende plötzliche Harndrang ist seit der Tätigkeit in einem Umfeld, in dem er sich sicher und kompetent fühlt und die nötige Anerkennung bekommt, nicht mehr aufgetreten.

Letztlich hat er indirekt mit seinen körperlichen Beschwerden nur darauf aufmerksam gemacht, wie sehr er auch aus Verpflichtung seiner Familie gegenüber unter psychosozialen Druck gestanden hat.

IV. Sexuelle Störungen

1. Erektile Dysfunktion – Somatischer Defekt oder lädierte Männlichkeit?

Die Erektile Dysfunktion ist laut aktuellen Hochrechnungen auf dem besten Weg, zu einer Volkskrankheit zu werden. Demnach werden im Jahre 2025 europaweit 322 Millionen Männer an Erektionsstörungen leiden. Bei genauerem Hinsehen zeigt sich jedoch, dass die Definition dieser „Erkrankung" auf sehr wackeligen Füßen steht und nicht jeder Mann mit gelegentlichen Erektionsstörungen als „krank" abgestempelt werden darf. Für eine Erklärung dieser Problematik reicht eine ausschließlich somatische Herangehensweise nicht aus, die psychosozialen Aspekte sollten stets mit einbezogen werden.

Der Urologe Alexander Müller vom Universitätsspital in Zürich schätzt die Entwicklung ebenfalls so ein und befasst sich in In-vivo-Modellen mit der Frage, welchen Einfluss der „blaue Dunst" zu einer erektilen Dysfunktion beiträgt. Seiner Meinung nach wird die Erektionsstörung damit zu einer echten, aber auch selbstgemachten Volkskrankheit. Ausgangspunkt waren Forschungsarbeiten, die Belege dafür lieferten, dass Stickstoffmonoxid (NO) eine wesentliche Rolle als Botenstoff im Herz-Kreislauf-System spielt. Für diese bahnbrechende Erkenntnis erhielten Robert Furchgott, Louis Ignarro und Ferid Murad im Jahre 1998 den Nobelpreis für Medizin und Physiologie.

Mehr oder weniger zufällig wurde die Wirkung dieses Botenstoffs auf die Erektionsfähigkeit von Männern entdeckt. Bei dem Versuch, die eingeschränkte Herz-Kreislauf-Funktion zu verbessern, kam es bei den älteren Männern schon nach kleinsten sexuellen Reizen zu unerwarteten und beeindruckenden Erektionen. Im Bereich des Herzens sind versorgende Blutgefäße bei altersbedingten Einschränkungen maximal weitgestellt. Anders verhält es sich bei der peniblen Erektion, bei der es erst nach psychosomatischer Stimulation (sexuellen Reizen) zu einer Weitstellung der Gefäße kommt.

Seitdem suchen somatisch denkende Forscher eine Ursache vorrangig im Bereich der Gefäßdurchblutung, zumal es seit über 10 Jahren ein hier wirksames Medikament gibt. Es handelt sich um die PDE-5-Hemmer (Viagra, Cialis und Levitra), die das Stickstoffmonoxid (NO) freisetzen. Hormonelle und neuronale Ursachen werden ebenfalls diskutiert, nur gibt es keine Therapie mit entsprechend eindrucksvoller Wirkung wie die PDE-5-Hemmer. Es liegt im besonderen Interesse der Pharmaindustrie, wenn möglichst viele Patienten als krank eingestuft werden, die selbst dann noch medikamentös behandelt werden können, wenn sie nach dem Konsum von Zigaretten durch ein eigenes Verschulden chronisch krank geworden sind.

In diesem Sinne wird auch die Erektionsstörung zunehmend als Hinweis für einen drohenden Herzinfarkt gedeutet. Diese Diagnose schafft einerseits im Sinne der Pharmaindustrie die Legitimation für eine medikamentöse Therapie, die letztlich eine Behandlung auf Krankenkassenkosten ermöglicht. Andererseits ist die Wissenschaft auf das Sponsoring der Pharmaindustrie angewiesen. So ist beispielsweise die Durchführung des Kongresses der European Society for Sexual Medicine (ESSM), der erstmals in Deutschland stattfinden könnte, gefährdet, weil ein finanzkräftiges Pharmaunternehmen ihren Beitrag storniert hat, wie der ebenfalls erste deutsche Präsident der ESSM bedauernd feststellt.

Nur dieser Weg ist richtig, so der neue Präsident der ESSM, und deshalb ist es sein Hauptanliegen, während seiner Präsidentschaft die ESSM für deutsche Mediziner attraktiver zu machen. Aber es gibt auch einen anderen Weg. Auf diese Weise könnten Erektionsstörungen unter einem grundsätzlich anderen Blickwinkel betrachten werden. Der erste Weg ist ein objektivierender Blick, der sich nur mit der Vasodilation (Gefäßerweiterung) befasst und das Gegenüber als fremd, einem von uns getrennten Organismus wahrnimmt, der unverständlich agiert. Ein „objektivierender Blick" bedeutet jedoch, dass ein uns nahes Subjekt zu einem distanzierten Objekt wird.

Der andere Weg ist ein mitfühlender, verstehender Blick der Empathie, mit dem wir uns in den anderen hineinversetzen und sein Fühlen und Handeln als sinnvoll verstehen, an uns heranlassen und auch in uns selbst nachvollziehen können.

Welchen Blick wir einnehmen, hängt dabei nur von uns und unseren Motiven ab, beide Perspektiven sind möglich. Der Therapeut, der objektivierend die erektile Dysfunktion als körperlichen Defekt versteht, ist offensichtlich nicht willens oder nicht in der Lage, Empathie, d. h., Mitgefühl zu praktizieren, indem er sich von dem natürlichen Verständnis für seinen Patienten distanziert und sich dessen Gefühle vom Leib hält, und alle lebendigen Äußerungen seiner Patienten als biochemische Vorgänge missdeutet.

Untersuchungen von G. Schmidt (1993) an 3000 Studentinnen und Studenten, die 1996 an 15 Universitäten befragt wurden und einer jungen sexuell aufgeklärten Gruppe entsprachen, ergaben, das jeder fünfte Mann gelegentliche Erektionsprobleme und ein Drittel der Männer zeitweilig Gefühle von sexueller Lustlosigkeit hat. Aber – zum Glück – hatte nur jeder 20. Student erwogen, wegen solcher sexuellen Probleme professionelle Hilfe in Anspruch zu nehmen. Doch nicht die Häufigkeit ist das Alltägliche in Bezug auf sexuelle Probleme, sondern die Tatsache, dass sexuelle Störungen, oder was man so nennt, zunächst nichts anderes sind als sexuelle Besonderheiten oder Eigenarten, die als „gestört" definiert werden.

Was als sexuelle Störung empfunden wird, ist demzufolge ein individuelles Problem. „Sexualität", so stellte Sigmund Freud schon vor 100 Jahren bei einer Diskussion der Wiener Psychoanalytischen Vereinigung fest, „gehört zu den gefährlichsten Betätigungen des Individuums" (Freud 1911, zit. in Nunberg, Federn

1977). Er dachte dabei nicht an die Gefahren wie Geschlechts-krankheiten und dergleichen mehr, auch nicht daran, wie noch viele seiner Zeitgenossen, dass sexuelle Betätigung zum Verfall körperlicher und geistiger Kräfte führt. Freud dachte an die kom-plexe und risikoreiche sexuelle Entwicklung des Individuums.

Diese Entwicklung ist so risikoreich, weil sie Erfahrungsbereiche umfasst, in denen Menschen besonders verwundbar und verletzbar sind. Dabei geht es um ureigene Bedürfnisse nach Nähe und Ge-borgenheit, dem innigen Bedürfnis, mit anderen in Beziehung zu treten, und darum, sich mit den Unsicherheiten und Brüchen des eigenen Geschlechtsgefühls als Mann oder Frau auseinanderzuset-zen. Die moderne Humanwissenschaft hat längst erkannt, dass jeder Mensch der aktive Gestalter seines von ihm erlebten Lebens und der auf seine spezielle Weise gedeuteten Welt ist. So interpretiert jeder die eigene Welt bereits als Säugling. Wir sind fühlende, zielgerichtet und situativ in Beziehung tretende Individuen, die sinnhaft auf jede Situation in unserem subjektiv empfundenen Umfeld reagieren. Unter der Einwirkung konkreter sozialisierender Beziehungserfahrungen mit prägenden Bezugspersonen müssen wir von lebenslangen Wechselwirkungen zwischen Körper und Seele ausgehen. Bewiesen ist, dass sich Störungen der frühen Affektregulierungen von Geburt an neurophysiologisch nieder-schlagen und als emotionale Intelligenz zeitlebens erhalten bleiben. Positive oder schmerzliche Vorerfahrungen lösen sich nicht „in Luft" auf, sondern addieren sich zu gespeicherten Gedächtnis-inhalten in Nervenzellnetzwerken. Aus Gefühlszuständen und Beziehungsmustern werden Eigenschaften.

Unter ungünstigen Bedingungen oder in ähnlichen Situationen – etwa, wenn eine Bedrohung oder nicht auszuhaltende Spannung befürchtet oder phantasiert wird – kann es zur Reaktivierung einer früheren Konfliktsituation kommen. Wir sind keine Biomaschinen, die auf irgendwelche Reize immer gleichartig reagieren, sondern folgen subjektiven Gründen, die von der Erfahrungsgeschichte des Individuums geprägt sind.

Die vorrangigste und schwierigste Aufgabe des Arztes ist es daher, sich in die subjektiven Erfahrungen seiner Patienten einzufühlen. Zu diesem Zweck müssen Lebewesen, also Ärzte mit Patienten kommunizieren. Ärzte müssen lernen, subjektiv empfundene Symptome ihrer Patienten als Zeichen zu verstehen, die auf diese Weise versuchen mitzuteilen, was ihnen fehlt. Die Erektion ist nicht nur einseitig die psychosomatische Reaktion auf eine sexuelle Stimulation, wie das Weinen nach einem emotional traurigen Erlebnis nicht als eine Überreaktion der Tränendrüsen anzusehen ist, sondern eine individuell nicht dem Willen unterworfene vegetative Körperreaktion.

Ärzte der biologischen Seite sind leider für eine subjektive Sinnperspektive dieser Körperreaktionen und den Kontext von Verhalten oft total blind. Ihre biologischen Hypothesen stützen sich auf einen festen Glauben und nicht eindeutigen Einzeluntersuchungen. In der ärztlichen Version von „Umwelt" kommen keine Menschen, Beziehungen oder andere psychosoziale Faktoren vor. Sie verstehen „Umwelt" nur als den Einfluss von Giftstoffen, wie beispielsweise das anfangs erwähnte Rauchen von Zigaretten.

Sie ignorieren unverbesserlich die wissenschaftlichen Erkenntnisse der Säuglings-, Bindungs- und Hirnforschung der letzten Jahrzehnte, die belegen, dass die Nervensysteme aller Menschen das Ergebnis ihrer Erfahrungen sind. Selbst das alte Dogma, Verhalten sei genetisch bedingt, ist längst überholt. Fragen wir also nach subjektiven Gründen statt nach vermeidlich objektiven Ursachen für das irritierende einer sexuellen Funktionsstörung oder erektilen Dysfunktion.

Wichtig ist die Feststellung, dass nächtliche Spontanerektionen – anders als oft vermutet oder auch diagnostiziert – einen körperlichen Defekt ausschließen und damit jede weitere körperliche Untersuchung überflüssig machen. Wenn eine vollständige Erektion nachts schlafend bei ruhender Psyche möglich ist, kann eine ausschließlich im Wachzustand auftretende Störung nur eine psychosoziale Ursache haben.

Wichtig ist zu wissen, dass es sich bei der Erektion um eine vegetative Körperreaktion handelt, die dem unkontrollierbaren, nicht dem Willen unterworfenen autonomen Nervensystem angehört. Das Stammhirn an der Basis unseres Gehirns steuert so die vegetativen Funktion aller Organe. Hier werden Emotionen empfangen und weitergeleitet. Angst bewirkt eine Zunahme der Herzfrequenz. Erst, wenn wir uns beruhigt haben, schlägt es wieder normal.

Das autonome Nervensystem ist evolutionär sehr alt und biologisch äußerst wichtig. Als „Kampf-Flucht-System" wird es bei Gefahr unmittelbar aktiviert. „Botenstoffe" (Adrenalin und Noradrenalin) sorgen dafür, dass in kürzester Zeit alle Körperfunktionen, die für Flucht (oder Angriff) notwendig sind, in höchste Alarmbereitschaft gebracht werden. Die Pulsfrequenz des Herzens nimmt zu, weil mehr Blut in den Muskeln benötigt wird. Wir beginnen zu schwitzen. Die Lunge arbeitet stärker, damit mehr Sauerstoff ins Blut gelangt. Gleichzeitig werden Körperprozesse gehemmt, die für Flucht oder Angriff unwichtig sind – und dazu gehört die Erektion. Mit einer Erektion würden wir kostbare Zeit für die Flucht verlieren.

Die Angst, im entscheidenden Moment zu versagen, wie es schon einmal erlebt wurde, besonders aber die Bedeutung, mit der Betroffene auf dieses Ereignis reagieren, aktiviert das vegetative System, so als würde eine Gefahr drohen.

Daher gehört Mut dazu, wenn man sexuell aktiv sein möchte!

Zwischenmenschliche Erfahrungen, Vorlieben, Abneigungen, Praktiken und Erlebnisweisen ergeben ein individuelles sexuelles Profil, was Menschen voneinander unterscheidet, so wie ihr Aussehen. Unterschiedliche Erwartungen und Missverständnisse bewirken über Emotionen im vegetativen Nervensystem funktionelle Störungen. Es gehört Mut dazu, Unterschiede zu überwinden, was nur kommunikativ möglich ist.

Wenn es gelingt, darüber zu reden und nicht nur zu untersuchen, lässt sich herausfinden, dass Lustlosigkeit kein Defekt ist, der repariert werden muss. So betrachtet wäre Lustlosigkeit ein Protest, der besagt: **So nicht!** Es ergibt sich die Frage: **Wie denn?** Und damit beginnt ein kommunikativer Prozess mit der Suche nach neuen Lösungsmöglichkeiten.

Daher muss eine Libidostörung kein Hormonmangelsyndrom sein, sondern könnte auf ein enttäuschendes Leistungsvermögen hinweisen. Wer hat schon Lust zu etwas, was er nicht kann? Ein vorzeitiger Samenerguss wäre ein Hinweis für eine Disharmonie in der Beziehung, in der noch nicht gelernt wurde, die bei Männern im Gegensatz zu Frauen unterschiedlichen Erregungskurven zu akzeptieren und zu lernen, damit umzugehen.

Die Erektionsstörung könnte ein Hinweis auf die Angst sein, im entscheidenden Moment zu versagen. Daher ist die männliche Potenz im Allgemeinen gefragt, besonders wenn die Erektion nicht zur „Verfügung" steht. So gesehen haben auch Patienten mit körperlich bedingten Erektionsstörungen, bei denen ein Defekt vorliegt, ein Recht auf Sexualität, wenn es darum geht, ein natürliches menschliches Bedürfnis nach Nähe und Geborgenheit zu befriedigen.

Andererseits ist ab der Lebensmitte bei Männern ein kontinuierlicher Leistungsabfall unumgänglich. Insofern bekommt eine vorübergehende Erektionsschwäche bei älter werdenden Männern plötzlich eine besondere Bedeutung. Eine Männerwelt droht zusammenzubrechen. Bei jedem erneuten Versuch wird die Angst, wieder zu versagen, immer größer. Betroffene müssen lernen, mit der Angst machenden Unsicherheit umzugehen. Hier könnte die pharmatherapeutische Wirkung der PDE-5-Hemmer von großem Nutzen sein. Sie initiieren bei sexueller Stimulation eine physiologische Mehrdurchblutung, die zu einer sicheren Erektion führt. Die Angst vor einem Versagen wird durchbrochen.

Aber wie bei mangelnder Scheidenfeuchtigkeit der Frau Gleitmittel lediglich die Voraussetzungen verbessert, sollten Medikamente, die bei Männer die Voraussetzungen begünstigen, nur in gegenseitigem Einverständnis eingenommen werden. Eine Kommunikation darüber dient dazu, herauszufinden, was „beide" wollen. In der Phase des Verliebtseins verdeckt die gegenseitige Idealisierung den Unterschied zwischen sexuellen Individuen, der aus Angst vor Trennung nicht kommuniziert wird. Dabei wird sexuelle Selbstverwirklichung geopfert.

Ein kommunikativer Prozess mit dem Ziel der sexuellen Authentizität sollte beginnen. In der Diskussion geht es um Macht und Einflussnahme, aber auch um die Angst abhängig zu werden und Autonomie zu verlieren. Dieser Weg ist riskant und bedroht die Kontinuität der Beziehung. Aber ohne Veränderung geht es nicht. Anstatt Vorwürfe sollten Wünsche geäußert werden, denn Vorwürfe, auch wenn sie berechtigt sind, schaffen Abstand. Wünsche, die erfüllt werden können, bedeuten ein liebevolles Aufeinander zugehen. Nur unter diesen Bedingungen ist eine auf Gegenseitigkeit beruhende und in jeder Zweierbeziehung erstrebenswerte Weiterentwicklung möglich.

Ideal wäre, diesen Weg mit dem verstehenden Blick der Empathie mit dem anfangs beschriebenen objektivierenden Weg in Einklang zu bringen. Anstatt einer einseitigen Vorgehensweise könnten sich beide Wege ergänzen, sodass sowohl körperliche als auch psychosoziale Aspekte zum Tragen kommen.

Neben der „European Society for Sexual Medicine (ESSM)" ist die „International Academie of Sex Research" für die psychosozialen Aspekte zuständig. Eine enge Zusammenarbeit beider Gesellschaften wäre wünschenswert. Dafür, dass dies nicht passiert, gibt es einen einfachen, aber auch unglaublichen Grund: Beide Forschungsansätze sind so unterschiedlich, dass eine kommunikative

Verständigung nicht möglich ist. Es handelt sich um zwei Welten, die unterschiedlicher nicht sein könnten, obwohl beide das gleiche Ziel verfolgen. Ähnlich wie bei politischen Parteien, bei denen jede davon überzeugt ist, das bessere Konzept zu haben. Undenkbar ist, dass beide sich zusammensetzen, um ein gemeinsames Konzept zu erarbeiten. Daher sollten, wie bei den politischen Parteien, Patienten die Möglichkeit haben, zwischen unterschiedlichen Vorgehensweisen zu wählen, um herauszufinden, welches Konzept ihren Bedürfnissen am nächsten kommt. Es ist bedauerlich, dass diese Vorgehensweise leider noch viel zu wenig praktiziert wird.

Verwendete Literatur:

Nunberg, H.; Federn, E. (1977): Protokoll der Wiener Psychoanalytischen Vereinigung. Bd. 2 1908–10. Frankfurt a. M.: Fischer

Schmidt, G. (1993): DAS GROSSE DER DIE DAS. Über das Sexuelle. Reinbek bei Hamburg: Rowohlt TB-Verlag

2. Impotenz und Viagra

Nach entsprechender Weiterbildung bin ich als Facharzt für Urologie auch psychotherapeutisch tätig. Unter diesem Aspekt berichte ich über meine Patienten mit erektiler Dysfunktion und der Anwendung von Viagra. Im letzten Quartal haben mich 109 Patienten wegen dieser Störung angesprochen. Das sind ca. zwei Patienten pro Tag. Eine organische Ursache für die gestörte Erektion fand ich bei 35 Patienten.

Als Beweis für ihre körperliche Unversehrtheit hatten die restlichen 74 Patienten eine nächtliche Spontanerektion. Die Erektionsstörung ist demzufolge als funktionelle Störung auf psychosozialer Basis anzusehen. Die Ursachen waren für die 32 Patienten partnerschaftsbezogen und für 42 Patienten psychogen. Altersbedingte erhebliche körperliche Einschränkungen, besonders im Herzkreislaufbereich, waren ursächlich für die somatisch bedingten Störungen. Bei diesen Patienten ist der Einsatz von Viagra für mich kontraindiziert.

Bei vier Patienten mit krankheitsbedingter Erektionsstörung war die Einnahme von Viagra wirkungslos: zwei Patienten mit antihormoneller Behandlung bei Prostatakarzinom, ein Patient nach potenzerhaltender totalen Prostatektomie und ein jüngerer Patent mit einer inkompletten Querschnittslähmung nach einem Badeunfall. Bei den 35 Patienten mit somatisch bedingten Erektionsstörungen sollte die Therapie darin bestehen, diesen Patenten dabei zu helfen, das veränderte Körperbild zu akzeptieren.

Bei den 32 Patienten mit partnerschaftsbezogenen Ursachen für die funktionellen Erektionsstörungen ist es wichtig zu wissen, dass immer nur einer mit einer Störung reagiert. Bei Frauen das Symptom der Lustlosigkeit, bei Männern ist für mich der vorzeitige Samenerguss (Ejakulatio preacox) ein Zeichen für eine gestörte Beziehung, was nicht selten zum Erektionsverlust führt. In diesen Fällen habe ich fünfmal Viagra eingesetzt. Nach Beseitigung des

Symptoms kam es bei drei Patienten mittleren Alters (50–60 Jahre) zu einem Partnerwechsel. Bei zwei jüngeren Patienten (30 Jahre) war die Beziehungsstörung so gravierend, dass es selbst mit wiedererlangter Erektion nicht zum Geschlechtsverkehr kam. Hier war Paartherapie angesagt.

29 der 42 Patienten mit psychogener Erektionsstörung konnte durch eine psychotherapeutische Behandlung geholfen werden. Die jüngeren dieser 42 Patienten scheiterten an den gewaltigen Emotionen beim ersten sexuellen Kontakt. Die Beseitigung der Lerndefizite hat hier geholfen. Viele der älteren Patienten lehnten die Behandlung mit Viagra aus Angst vor Nebenwirkungen ab.

Meiner Meinung nach ist das mangelhaft entwickelte Selbstwertgefühl die primäre Ursache für die funktionelle Erektionsstörung und nicht, wie immer wieder angenommen, die Erektionsstörung, die sich negativ auf das Selbstwertgefühl auswirkt. Die Angst zu versagen, stimuliert im vegetativen System den Sympathikus (Fluchtreflex bei drohender Gefahr) und blockiert die Erektion. Entsprechend erfolgreich war bei 13 Patienten die Einnahme von Viagra. Elf Patienten mit einem Durchschnittsalter von 57 Jahren (von 42–71 Jahren) profitierten von dieser Therapie, nachdem offensichtlich ein geringer Leistungsabfall mit einem labilen Selbstwertgefühl zu dem Funktionsausfall geführt hatte.

Bei zwei jüngeren Patienten (30 Jahre) kam es beim Versuch der Penetration zum Erektionsverlust, was auf eine Kastrationsangst hindeuten könnte. Einer von beiden reagierte jedoch nach Beseitigung des Symptoms mit massiven Schuldgefühlen und reaktiver Depression.

Diskussion

Unser heutiges Körpergefühl ist geprägt von Jugend, Spannkraft und Gesundheit. Auch 70-jährige Männer beteiligen sich am Wettstreit um Jugend und Attraktivität. Erst die nachlassende Erektion, für diese Männer ein Zeichen von Männlichkeit, zeigt ihnen, dass sie älter sind, als sie sich fühlen. Diesen Patienten muss geholfen werden, das veränderte Körperbild zu akzeptieren. Hilfreich ist es, ihnen zu erklären, dass es auch andere Möglichkeiten der liebevollen Zuwendung gibt als den vollzogenen Geschlechtsverkehr. Für viele dieser Patienten ist es eine große Hilfe, wenn man ihnen zusichert, dass es keine Schwäche ist, wenn sie in dieser Beziehung nicht mehr funktionieren.

Ist die Ursache für die Probleme eine Beziehungsstörung, ist es häufig schwierig, für den nicht betroffenen Partner einzusehen, dass auch er das Symptom mitverursacht. Nur selten ist der symptomlose Partner bereit, sich an einer Paartherapie zu beteiligen. Ist der Symptomträger ein Mann, haben viele Frauen verständlicherweise ein Problem damit, dies mit einem männlichen Therapeuten zu besprechen. All zu groß ist die Befürchtung, dann in der Beziehungsstörung zwei Männern ausgeliefert zu sein.

Die Behandlung einer psychogenen Erektionsstörung mit Viagra funktioniert immer und für den Patienten geradezu überwältigend. Viagra verleiht dem Mann ein Sicherheitsgefühl, an dem er sich im wahrsten Sinne des Wortes festhalten kann, weil die Ursache ein mangelndes Selbstwertgefühl ist. Auch für den bis dahin hilflosen Therapeuten ist die Beseitigung der funktionellen Störung ein Riesenerfolg. Entsprechend ist der begeisterte Einsatz von Viagra zu bewerten. Für viele Patienten ist dieser Erfolg auch eine erhebliche Therapie ihres labilen Selbstwertgefühls, sodass wie häufig zu beobachten ist, es auch wieder ohne Medikamente funktioniert. Bei einigen Patienten ist jedoch die Entwicklung des Selbstwertgefühls so mangelhaft, dass nur weiterführende psychotherapeutische Maßnahmen erfolgreich sind. Wichtig ist meines Erachtens der Hinweis, dass auch eine erfolgreiche Symptombeseitigung zu schweren Schuldgefühlen und anschließender reaktiver Depression führen kann. In diesen Fällen hatte die funktionelle Störung den Charakter eines Schutzmechanismus, der nunmehr durchbrochen wurde. Diese Patienten sind besonders auf eine psychotherapeutische Therapie angewiesen.

3. Wenn Gefühle überfordert werden, hilft kein Viagra

Sexualität ist eine gefährliche Aktion (Freud 1911, zit. nach Nunberg 1977) und nichts für Feiglinge. Sie benötigt Mut und den haben nicht alle. Bei sexuellen Aktivitäten kommen alte, besonders negative Erfahrungen zum Teil aus der frühen Kindheit zum Tragen. Von Geburt an sind Bedürfnisse nach Nähe und Geborgenheit zu meistern. Wir lernen in Beziehungen, mit Abhängigkeiten umzugehen, ohne unsere Autonomie zu verlieren. Nicht immer gelingt es, ein sicheres Gefühl für Weiblichkeit oder Männlichkeit zu entwickeln.

Zwischenmenschliche Erfahrungen, Vorlieben, Abneigungen, Praktiken und Erlebnisweisen ergeben ein individuelles sexuelles Profil. In Phasen des Verliebtseins verdeckt gegenseitige Idealisierung den Unterschied zwischen sexuellen Individuen, der aus Angst vor Trennung nicht kommuniziert wird. Gut ist was beide wollen. Im Kontinuitätsritual wird Gemeinsamkeit betont und der Unterschied bagatellisiert. Dabei wird die sexuelle Selbstverwirklichung geopfert (Clement 2004). Wenn es nicht gelingt, sich in Beziehungen sexuell zu verwirklichen, kann es zu Störungen kommen.

Ein Fallbeispiel soll diesen Zusammenhang verdeutlichen:

Ein 17-jähriger junger Mann hat sich mit seiner 16-jährigen Freundin erstmals zu einem gemeinsamen sexuellen Erlebnis verabredet. Die hohen Erwartungen, die beide an seine perfekte Erektion knüpfen, werden bitter enttäuscht. Weitere Versuche in den nächsten Tagen scheitern erneut. Völlig frustriert kommt es zur Trennung. Tage später signalisiert sie ihrem früheren Freund, dass es mit einem anderen geklappt hat. Eine Welt ist für den jungen Mann zusammen gebrochen. Völlig verzweifelt wendet er sich an seine Mutter. Mit dem nur sporadisch zur Verfügung stehenden Vater können derartige Probleme nicht besprochen werden. Aus weiblicher Sicht wird von der Mutter eine somatische Störung vermutet. Sie verweist an den

Hausarzt. Der Patient erwartet kompetente Hilfe beim Facharzt für Urologie. Dort bekommt er Viagra rezeptiert.

Zu wenig beachtet wird, dass sexuelle Funktionen vegetative Reaktionen auf Gefühle sind, die wir rational nicht beeinflussen können. Stehen Gefühle von Erwartungen, auch geprägt von der Angst zu versagen, Hilflosigkeit und Verzweiflung im Vordergrund, geht die Erektion verloren. Im vegetativ emotionalen System ist der Sympathikus aktiv. Bei einem liebevollen Aufeinander zugehen tritt das Gegenteil ein, wenn Wünsche nach zärtlicher Nähe und kuschelig vertrauter Geborgenheit erfüllt werden und Gefühle von absolutem Wohlbefinden vorherrschen.

Gefragt ist die männliche Potenz im Allgemeinen, speziell dann, wenn die Erektion einmal nicht zur Verfügung steht. Es ist ein Lernprozess, mit den sich dabei ergebenen körperlichen Reaktionen sicher umzugehen. Diese im jugendlichen Alter noch wenig ausgeprägte Erfahrung und Kompetenz benötigt Zeit und Geduld. Sie können nicht durch die pharmakologische Wirkung von Medikamenten nicht ersetzt werden.

Perfektes sexuelles Agieren ohne Emotionen, wie es heutzutage ständig in allen Medien demonstriert wird, entspricht nicht der Realität und degradiert Sexualität zum Leistungssport. Hilfreich sind erfahrene Partnerinnen oder auch väterliche Berater, eine Rolle, die auch von kompetenten Ärzten übernommen werden könnte.

Das Fazit lautet: Der richtige Umgang mit Gefühlen muss erlernt und kann nicht rezeptiert werden.

Verwendete Literatur:

Clement, U. (2004): Systemische Sexualtherapie. Stuttgart: Klett Cotta

Nunberg, H.; Federn, E. (1977): Protokoll der Wiener Psychoanalytischen Vereinigung. Bd. 2 1908–10. Frankfurt a. M.: Fischer

4. Vorzeitiger Samenerguss – Serotoninmangel oder Beziehungsstörung?

Körperliche und psychische Prozesse beeinflussen sich gegenseitig. Nerven-, Hormon- und Immunsystem stehen über Nerven, Neurotransmitter, neuroendokrine und immunologische Botenstoffe in einer engen funktionellen Beziehung.

Bei der Suche nach einer auslösenden Ursache für eine Störung kommen zwei Perspektiven zum Tragen. Die objektivierende Perspektive nimmt den Patienten als einen von uns getrennten Organismus wahr und versteht Störungen als zu reparierende Defekte. Die zweite Perspektive ist mitfühlend und verstehend mit einem Fokus auf Empathie, indem wir uns in den Betroffenen hineinversetzen und sein Fühlen und Handeln als sinnvoll verstehen. Welchen Blick wir einnehmen, ist von den Motiven der Betroffenen und den Therapeuten abhängig. Beide Perspektiven sind möglich.

Aus objektiver Sicht beruhigt der Neurotransmitter Serotonin das Nervensystem und wirkt dämpfend auf Gefühle, die zum Orgasmus führen. So gesehen könnte eine Überempfindlichkeit beim vorzeitigen Samenerguss als Serotoninmangelerkrankung gedeutet werden.

Bei Berücksichtigung der bei der sexuellen Stimulation unterschiedlichen Erregungskurve zwischen Männern und Frauen ist der Samenerguss in Abhängigkeit zum Orgasmus der Frau immer vorzeitig. In einem kommunikativen Prozess müssen wir lernen, mit dieser Diskrepanz umzugehen. Wenn das nicht gelingt, könnte dies als ein „gesunder" Hinweis auf eine Störung in der Beziehung verstanden werden.

Ein Fallbeispiel soll diesen Zusammenhang verdeutlichen:

> Ein 29-jähriger Student beklagt einen vorzeitigen Samenerguss eigentlich von Anfang an. Aber erst nachdem sich seine

Freundin deswegen von ihm getrennt hat, empfindet er diesen Zustand als Störung und erwartet eine Reparatur dieses Defekts in Form eines Serotoninmangels wie bei der Insulinsubstitution seiner juvenilen Diabetes. Die Emanzipation der letzten Jahrzehnte hat dazu geführt, dass der weibliche Orgasmus immer wichtiger wird und Männer von heute diesbezüglich immer mehr unter Druck geraten.

Obwohl beide gleichermaßen beteiligt sind, besteht bei einer unbefriedigenden Sexualität Einigkeit darüber, wer gestört ist. Der andere definiert, wie es sein müsste. Wenn Frauen beklagen, beim Geschlechtsverkehr nicht zum Orgasmus zu kommen, muss nach anderen Wegen gesucht werden. Beide haben das Recht auf sexuelle Befriedigung, die auf vielen Wegen und nicht nur über den perfekten Geschlechtsverkehr erreicht werden kann. Es bleibt der Phantasie der Beteiligten überlassen, wie eine für beide Seiten erfüllende Sexualität gestaltet werden kann. Auch an eine Orgasmusstörung der Frau muss gedacht werden, die bisher nicht thematisiert wurde.

Das Ziel sollte eine sexuelle Befriedigung für beide Seiten sein. Die männliche Potenz im Allgemeinen ist gefragt, besonders, wenn die Erektion einmal nicht zur Verfügung steht. Wenn es nicht gelingt, sich in der Beziehung sexuell zu verwirklichen, könnte dieses Bedürfnis in Außenbeziehungen befriedigt werden. Wird die sexuelle Selbstverwirklichung der Beziehung zuliebe geopfert, kann es in der Folge zu sexuellen Störungen kommen. Sexuelle Bedürfnisse sind Teil unserer Identität und werden bei sexuellen Funktionsstörungen als das Selbstwertgefühl abwertende Störungen der Identitätsbildung und -wahrung empfunden.

Medikamente, die lokal als anästhesierende Salbe oder zentral unter Zuhilfenahme eines Antidepressivums die Erregung drosseln, treffen nicht die Ursache des Problems. Es geht um den Unterschied zwischen Mann und Frau, der nicht medikamentös gelöst werden kann. Jeder darf so sein, wie er ist, d. h. Authentizität ist gefragt.

Wenn dieser Umstand akzeptiert wird, sollte es gelingen, auf kommunikativer Ebene einen Kompromiss zu finden, mit dem beide zufrieden sind. Wie bei allen zwischenmenschlichen Aktionen ist das gemeinsame Training bei unterschiedlichen Fähigkeiten eine effektive Unterstützung.

Eine Paartherapie wäre die optimale Behandlungsstrategie, wenn beide gleichermaßen an der Ursache für die Störung beteiligt sind. Nur auf diese Weise ist es möglich, Wünsche und Bedürfnisse zu äußern, die ein liebevolles Aufeinanderzugehen ermöglichen, ohne dass es zu den bisher erlebten Enttäuschungen kommt.

5. Erektile Dysfunktion – Ausdruck einer lädierten Männlichkeit?

Männer empfinden Erektionsstörungen als eine massive Kränkung in Bezug auf ihre Vorstellungen von einer jederzeit perfekt funktionierenden Männlichkeit. Dabei wird nicht beachtet, dass sexuelle Körperfunktionen vegetative und nicht dem Willen unterliegende Reaktionen auf emotionale Reize sind. Bei fehlenden Gefühlen von sexueller Stimulation, beispielsweise wenn Gefühle der Angst, den Ansprüchen nicht zu genügen, im Vordergrund stehen, bleiben die gewünschten Reaktionen aus.

Sexualität ist, wie Sigmund Freud bereits 1911 formulierte, eine der „gefährlichsten Aktivitäten des Individuums". Ureigene intime Wünsche und Bedürfnisse werden offenbart, die verletzlich machen. Sexualität ich nichts für Feiglinge, denn sie benötigt Mut, den nicht alle Männer haben. Von Geburt an sind Bedürfnisse nach Nähe und Geborgenheit auch später auf sexueller Ebene zu bewältigen. In Beziehungen müssen wir lernen, mit Abhängigkeit umzugehen, ohne unsere Autonomie zu verlieren. Nicht immer gelingt es, ein sicheres Gefühl für Weiblichkeit bzw. Männlichkeit zu entwickeln.

Zwischenmenschliche Erfahrungen, Vorlieben, Abneigungen, Praktiken und Erlebnisweisen ergeben ein individuelles sexuelles Profil. In der Phase des Verliebtseins verdeckt eine gegenseitige Idealisierung den Unterschied zwischen sexuellen Individuen, der aus Angst vor Trennung nicht kommuniziert wird. Gut ist, was beide wollen. Im Kontinuitätsritual werden Gemeinsamkeiten betont und Unterschiede bagatellisiert. Die sexuelle Selbstverwirklichung wird geopfert, wenn ausschließlich die Bedürfnisse des anderen im Vordergrund stehen.

Nächtliche Spontanerektionen und eine uneingeschränkte Sexualfunktion bei der Masturbation schließen einen hormonellen, durchblutungsbedingten oder neurogenen Defekt aus. Psychosoziale Ursachen sind zu vermuten, wenn in Beziehungen eine sexuelle Selbstverwirklichung nicht möglich ist und sexuell stimulierende Gefühle, die zur Erektion führen, durch andere eine Erektion vermeidende Gefühle verdrängt werden.

Ein Fallbeispiel soll diese Sichtweise veranschaulichen:

> Nach einer degradierend und demütigend empfundenen Beziehung zur ersten Ehefrau heiratete ein 45-jähriger Architekt drei Jahre später erneut. In der neuen Beziehung fanden beide Erfüllung darin, sich mit der Ausübung von Extremsportarten gegenseitig zu übertrumpfen. Nach weiteren drei Jahren erkrankte der Mann an einen Blasentumor mit einer rezidivierenden Blasensteinbildung ohne Tumorrezidiv im Anschluss an die Tumorerkrankung. Seitdem leidet er an einer erektilen Dysfunktion. Als Ursache wird eine Reaktion auf die urologische Traumatisierung vermutet. Erst in einem vertrauensvollen therapeutischen Gespräch kann der Patient eingestehen, dass seine Frau einen Liebhaber hat und sexuelle Aktivitäten von seiner Seite nicht mehr gewünscht sind. Ermutigt, auch etwas für sein Wohlbefinden zu tun, gönnt er sich eine hawaiianische Ganzkörpermassage mit dem Ziel, über sinnliche Berührungen pure Entspannung zu genießen. Dabei kommt es überraschend zu einer wundervollen Erektion. Er beschreibt dieses unerwartete Erlebnis mit den Worten: „Und dann ist es uns entglitten." Zugleich ist er aber stolz darauf, dass nach diesem Erlebnis seine bis dahin lädierte Männlichkeit schlagartig geheilt war.

Eine unvollständige Erektion ist häufig auf eine fehlende sexuelle Stimulation zurückzuführen und kein Hinweis auf eine altersbedingte generelle Durchblutungsstörung. Für den Patienten bedeutet jedoch dieser ärztliche Hinweis auf ein erhöhtes Schlaganfall- und Herzinfarktrisiko eine zusätzliche Verunsicherung. Der oft vermutete Mangel an Testosteron führt zu einer Substitution dieses „Powerhormons" mit der Erwartung von mehr Männlichkeit und

Stärke. Diese Art der Behandlung erinnert an Doping im Leistungssport.

Entscheidend ist das männliche Selbstwertgefühl, das von Kultur, Umwelt und Erziehung geprägt wird. Die Männer müssen lernen, mit ihrer Männlichkeit umzugehen. Bereits die mütterliche Reaktion auf die Erektion des Säuglings hat Auswirkungen auf das spätere Sexualverhalten. Knaben masturbieren vor der Pubertät und lernen so ihre genitalen Funktionen kennen. Beim ersten Geschlechtsverkehr ist sicheres Funktionieren eine wesentliche Voraussetzung. Die im Verlauf des weiteren Lebens erlangte Sicherheit bleibt jedoch immer relativ und hängt vom jeweiligen Gegenüber ab.

Eine vorübergehende Erektionsschwäche bekommt bei einem unsicheren Selbstwertgefühl eine besondere Bedeutung, weil eine Männerwelt zusammenzubrechen droht. Bei jedem weiteren Versuch wird die Angst immer größer, erneut zu versagen.

Die gefäßerweiternde pharmakologische Wirkung von PDE-5-Hemmern vermittelt bei einer sexuellen Stimulation aufgrund einer schnelleren Einstromgeschwindigkeit des Blutes in den Penis ein Gefühl von mehr Sicherheit. Derartige Maßnahmen schaffen wie Gleitcreme bei Frauen lediglich günstigere Voraussetzungen, die bei einer Anwendung im gegenseitigen Einvernehmen therapeutisch effektiv sind und überflüssig werden, wenn die vertraute Sicherheit wieder zurückgekehrt ist.

Die große Hilflosigkeit und Verzweiflung und die oft einseitige Suche nach somatischen Defekten kann zu Missverständnissen führen, besonders dann, wenn psychosoziale Ursachen, die nur in einem vertrauensvollen therapeutischen Gespräch offenbart werden können, nicht berücksichtigt werden. Wenn es gelingt, sich gemeinsam über sexuell stimulierende Gefühle auszutauschen, ist ein liebevolles Aufeinanderzugehen und ein gemeinsamer Genuss in der Gegenwart möglich.

6. Wie viel Emanzipation braucht der Mann – Oder die deprimierte Männlichkeit

Marissa Mayer, 37, inthronisierte Chefin des Internetkonzerns Yahoo, verkündet im Jahr 2012 triumphierend, was ihr kein in ihrer Position vergleichbarer Mann nachmachen kann, im 7. Monat schwanger zu sein.

Ganz im Gegensatz dazu melden sich immer mehr Männer mit intakter männlicher Sexualfunktion und beklagen Potenzprobleme, ohne es zu merken, dass sie den sexuellen Anforderungen ihrer Partnerin nicht mehr gewachsen sind. Hier geht es um Können oder Wollen. Emanzipierte Männer wissen, was sie wollen und sind unabhängig davon, beweisen zu müssen, was sie können. Beim vorzeitigen Samenerguss verordnen Urologen ein Antidepressivum, um die Übererregbarkeit zu dämpfen, und behandeln eine verdeckte Depression, weil enttäuschte Partnerinnen diese Männer abwertend behandeln. Gemeinsam sollte geklärt werden, wie mit der unterschiedlichen Dauer der Erregungskurve umzugehen ist.

Andere reagieren bei Belastungen mit körperlichen Beschwerden. Ein häufig auftretender stressbedingter Harndrang wird als Hinweis auf eine Erkrankung gedeutet und an einen kompetenten Fachmann delegiert, der eine Entzündung der Prostata vermutet, anstatt das Problem im Umfeld des Patienten zu suchen. Auch wenn sich keine Entzündung nachweisen lässt, wird häufig völlig überflüssig mit Antibiotika behandelt. Jede weitere Untersuchung ohne Ergebnis führt dazu, den Patienten weiter zu verunsichern, der eine bisher noch nicht entdeckte schlimme Krankheit vermutet.

Außerdem werden nicht durch Bakterien bedingte Ursachen auf der Basis einer Autoimmunerkrankung diskutiert. Fragen, welche Ursache das Immunsystem derartig in Unordnung bringt, werden nicht gestellt. Selbst wenn sich Betroffene vor „Angst in die Hose" machen, wird nur die Inkontinenz behandelt. Keiner denkt an die

Angst als die eigentliche Ursache für das Symptom. Häufig werden Männer falsch verstanden, wenn sie mit körperlichen Beschwerden indirekt auf Probleme aufmerksam machen und auf diese Weise zum Ausdruck bringen, was ihnen fehlt, weil sie nicht gelernt haben, über Gefühle zu reden.

Selbstbewusste, emanzipierte Männer nehmen die eigenen Probleme als Herausforderung wahr und finden Lösungen auf der rationalen Ebene und werden von Frauen bewundert, weil sie in ihrem Aktionismus so pragmatisch vorgehen. Andere Männer sind dagegen verunsichert, hilflos und verzweifelt und beklagen die verloren gegangene männliche Dynamik.

Auch für dieses Problem gibt es eine somatische Erklärung, die gern akzeptiert wird: „Testosteronmangel". Behandelnde Ärzte und besonders die Pharmaindustrie werden zum Potenzgeber und versprechen Wunder. Selbst die gut gemeinte Vorsorgeuntersuchung entpuppt sich als Enttäuschung. Erhofft hatte man bösartige Erkrankungen frühzeitig zu erkennen, um sie besser behandeln zu können. Inzwischen wissen wir, dass bei jedem 3. Mann über 50 ein latentes Prostatakarzinom zu finden ist, aber nur weniger als 15 % tatsächlich daran erkranken. Keiner weiß, wen es trifft. Deshalb ist es erstaunlicherweise selbst bei einer nachgewiesenen Krebserkrankung erlaubt, erst einmal abzuwarten und nichts zu tun. Bloß welcher Mann ist zu einem Leben auf dem Pulverfass bereit, selbst wenn die Chancen bei 85 % liegen, dass es gut geht.

Letztlich wird doch eine Behandlung durchgeführt und eine Heilung versprochen, auch auf die Gefahr hin, inkontinent zu werden. Stets wird die männliche Potenz geopfert, auch wenn das Gegenteil behauptet wird. Einschränkungen sind auf jeden Fall unausweichlich. Zunehmend melden sich Männer, die den Eingriff bereuen und nicht eingewilligt hätten, wenn sie vorher individueller aufgeklärt worden wären. Diese Fremdbestimmung über Patienten darf nicht passieren und würde nicht eintreten, wenn Betroffene ihrem individuellen Bedürfnissen entsprechend mehr mitentscheiden könnten.

Aber noch gilt die Meinung des jeweiligen ärztlichen Experten wesentlich mehr als der Mut, sich eine eigene Meinung zu bilden. Spätestens hier könnte mehr Emanzipation von großem Nutzen sein. Andersherum stellt sich die Frage, wie viel Emanzipation aufseiten der Experten notwendig ist, um unabhängig von wirtschaftlichen und anderen Erwägungen zu entscheiden, welche Behandlung für einen Patienten die beste ist? Es darf nicht sein, das Gesunde aufgrund fraglicher Blutwerte plötzlich krank und zum Patienten werden.

Anstelle der Blutwerte sollten Persönlichkeitswerte wieder mehr im Vordergrund stehen. Dazu brauchen wir keine Idealvorstellungen, wie die von jung Siegfried, den unverwundbaren Drachentöter, der ein stolzer und zärtlicher Liebhaber, aber auch Bezwinger der emanzipierten Powerfrau Brunhild war. Bereits damals hatten Versuche, Powerfrauen heimlich auszutricksen, tödliche Folgen. Daran ist zu denken, wenn Männer von heute ähnliche Wünsche hegen, wenn sie entsprechende Medikamente einnehmen. Auch Männer, die für Volk und Vaterland den Heldentod sterben und dafür bewundert wurden, sind nicht mehr gefragt. Selbst diejenigen Männer, die im Industriezeitalter in den Fabriken das Geld verdienten, werden zunehmend von Computern ersetzt und selbst die Finanzmanager mit uneingeschränkter Macht über unser Geld verzeichnen Imageverluste. In einer Zeit mit einer erheblichen, aber berechenbaren Zunahme an alten Menschen, die integriert werden müssen, steigt gleichzeitig auch die Zahl der psychisch Kranken.

Psychologen der TU Dresden haben herausgefunden, dass ein Drittel der heutigen Bevölkerung pro Jahr von dieser Diagnose betroffen ist. In der Altersgruppe 18- bis 35-Jährigen betrifft dieser Anteil sogar 45 %. Diese hohe Zahl verweist auf eine paradoxe Entwicklung in einem Wohlfahrtsstaat, indem sogar das Bundesarbeitsministerium öffentlich erklärt, dass „psychische

Störungen" zu den „drängendsten Problemen der Arbeitswelt" zählen. Diese Aussage gilt gleichermaßen auch für Männer, obwohl nur wenige eine psychogene Ursache für Beschwerden akzeptieren können.

Wir müssen umdenken!

Gegenwärtig befinden wir uns in einem gewaltigen gesellschaftlichen Umbruch von der Industrie- in eine Dienstleistungsgesellschaft. Die von Männer lange kultivierten Idealbilder von früher sind nicht mehr gefragt. Männer benötigen neue Konzepte, um in ihrer Rolle wieder anerkannt zu werden.

Der Hirnforscher Gerald Hüther geht noch einen Schritt weiter: Der unverwundbar machende Panzer, den Männer zum Schutz vor der bedrohlichen Umwelt entwickelt haben, um Gefahren von den Seinigen abzuwenden, wird nicht mehr benötigt. Gefragt ist eine zeitgemäße männliche Authentizität. Männer sollten mit einer neuen Haltung Rückgrat zeigen und Ressourcen nutzen, die ihnen von Natur aus mitgegeben worden sind.

Schon in der Bibel steht: Als sie vom Baum der Erkenntnis gegessen hatten, erkannten sich die ersten Menschen als Mann und Frau. Zwei komplementäre Formen ein und desselben Wesens. Sie sahen nicht nur unterschiedlich aus, sondern hatten auch unterschiedliche Bestimmungen. Die genetischen Programme ermöglichen Männern eine individuelle männliche Entwicklung, die von den Erwartungen der Umwelt geprägt ist.

Testosteronbedingt benutzen Männer ihr Gehirn auf andere Weise. Sie machen sich von Anfang an mit mehr Antrieb auf den Weg. Sie sind kräftiger und definieren sich mehr über zu vollbringende Leistungen. Sie agieren im Gegensatz zu Frauen nach außen, die ihre Aufmerksamkeit mehr nach innen, d. h. auf die Emotionen richten. Denn auch Frauen nutzen ihr Gehirn hormonell bedingt auf andere Weise. Sie sind einfühlsamer, geduldiger und bewegen sich graziler.

Früher wurden Frauen nach der Pubertät zu Müttern, Männer zu Kämpfern. In Krisensituationen setzte sich eine Arbeitsteilung durch, indem Männer nach neuen Lösungen suchten und Frauen die Sicherung des Erreichten übernahmen. Die Emanzipation der Frauen hat diese für unumstößlich gehaltene Rollenverteilung aufgebrochen. Immer mehr Frauen agieren erfolgreich in Männerrollen. Die berechtigte Gleichstellung der Geschlechter und Regeln über Frauenquoten befördern diese Entwicklung. Obwohl Männer im Wesen anders als Frauen sind, macht die Emanzipation alle gleich. Besser wäre es, die Verschiedenheit zu nutzen.

Schon intrauterin werden zwei wesentliche menschliche Grundbedürfnisse befriedigt. Einerseits sind wir aufs Engste miteinander verbunden andererseits wachsen wir täglich über uns hinaus. Im weiteren Leben ist es kaum möglich, diese gegensätzlichen Bedürfnisse gleichzeitig zu befriedigen. Wir können nicht über uns hinauswachsen, wenn wir gleichzeitig verbunden sind. Daher propagiert der Hirnforscher Gerald Hüther eine geradezu geniale Idee, dieses Dilemma zu lösen. Er schlägt vor, die Verschiedenheit oder besser die unterschiedlichen Ressourcen von Männer und Frauen zu nutzen, um miteinander verbunden, gemeinsam die unterschiedlichen individuellen Möglichkeiten nutzend, über sich hinauszuwachsen. Im Sinne einer „Shared Attention" würden wir mit unterschiedlichen Fähigkeiten auf diese Weise zu Potenzialentwicklern. Prosaisch ausgedrückt könnte man diese Verbindung auch als Liebe zwischen zwei Menschen bezeichnen. Welche Potenzialentwicklung dabei entsteht, haben Generationen vor uns bewiesen.

So wie emanzipierte Frauen weibliche Potenziale betonen und letztlich auch erkämpft haben, sollten auch Männer lernen, ihre Fähigkeiten nicht im Sinne des traditionellen Rollenbildes zu nutzen, besonders dann nicht, wenn sie mit ihrem Verhalten befürchten müssen, in ihrer Rolle als Mann zu versagen.

7. Männer von heute: Das schwache Geschlecht?

Die moderne Männermedizin suggeriert, das Schwäche, Müdigkeit und Leistungsknick, wenn nicht durch eine konsumierende Erkrankung verursacht, durch einen niedrigen Testosteronspiegel erklärbar ist. Diese Theorie wird untermauert, indem bei einem Teil der männlichen Normalbevölkerung erniedrigte Testosteronspiegel gemessen werden. Es scheint ausschließlich von der Höhe des Testosteronspiegels abhängig zu sein.

Andere Autoren schlussfolgern, dass dieser Mangel durch Substitution ausgeglichen werden müsste, damit der testosteronverarmte Mann wieder zu voller Leistung auflaufen kann. Was aber ist eigentlich volle Leistung? Was verstehen wir darunter in unserer Zeit? Wir orientieren uns dabei an inneren Bildern, die wiederum von Bezugspersonen geprägt werden. Gemeint sind damit hauptsächlich Mütter, wenn wir Glück haben auch präsente Väter, Lehrer, Ausbilder und Kollegen.

In unserer Kultur sind Männer nie ermüdende, leistungsstarke Beschützer und Ernährer, Krieger oder Geschäftsmänner, gleichzeitig liebe- und verständnisvolle Partner, immer geduldig und liebevolle Väter. Der Anforderungskatalog ließe sich beliebig fortsetzen. Männer sollen Vorbilder sein, Halt geben, voranschreiten, behüten und versorgen. Männer sollen sich aber auch den gefährlichen Dingen in dieser Welt stellen und sich aufopfern.

Aber wer und was gibt uns Männern Halt und was passiert, wenn wir unsere inneren Bilder nicht erfüllen können? In solchen Situationen gerät unser Gehirn in eine Stresssituation. Eine innere Unruhe macht sich breit, am Ende einer Stresskaskade werden Katecholamine und Cortisol ausgeschüttet. Es besteht die Angst, den gestellten Anforderungen an die Männerrolle nicht zu genügen und von der Gesellschaft nicht akzeptiert zu werden. Diese Angst macht nicht nur aggressiv, sondern auch depressiv. Eine stressbedingte dauerhafte Aktivierung des Vegetativums bei anhaltend hohem Cortisolspiegel wirkt krankmachend auf verschiedene Organsysteme. Typisch sind Bluthochdruck und seine Folgeerkrankungen, Diabetes, Herzinfarkt oder die als psychosomatische Erkrankungen bezeichneten Störungen wie ein vegetatives Urogenital-Syndrom, Reizblasensymptomatik und dergleichen mehr nicht nur aus dem urologischen Bereich.

Das alles auslösende Cortisol besteht aus den gleichen Vorläufersubstanzen wie das Testosteron. Ist Stress als Ausdruck vorherrschend, den Anforderungen nicht zu genügen, wird die Testosteronproduktion zugunsten der Cortisolbildung reduziert. Es kommt zu einem messbaren Testosteronabfall. Entwicklungsgeschichtlich ist dieser Abfall sogar sinnvoll, denn nur die Individuen, die den Umweltansprüchen genügen, werden dem Kampf ums Über- und Weiterleben gerecht.

Der typische Testosteronmangelpatient in der Arztpraxis ist der Mann, der dem Leistungsdruck in unserer Gesellschaft nicht gewachsen ist. Häufig sind es Potenzprobleme bzw. das Gefühl, den sexuellen Ansprüchen der Lebenspartner nicht mehr gewachsen zu sein, was Männer in die urologische Praxis führt.

Initial suchen wir nach Begleiterkrankungen. Aber wenn keine somatische Ursache zu finden ist und auch der Hausarzt oder Internist keinen Rat weiß, gerät der Testosteronabfall in den Mittelpunkt. Dabei übersehen wir die eigentlichen Probleme der Männer, die vor uns sitzen und unbewusst spüren, den Erwartungen ihrer Lebenspartner oder sich selbst nicht mehr zu genügen.

Oft sind Erwartungshaltungen an die Potenz geprägt von übersteigerten Darstellungen in den Medien, indem die Vorbilder einen unerreichbaren Leistungsdruck erzeugen. Es darf jedoch nicht das Ziel sein, dass der alles könnende, immer Lust empfindende Idealmann geschaffen wird. Aber mit Spritzen oder Salben sind wir ständig versucht, diese Idealvorstellung zu erreichen, unabhängig davon, was es kostet und welche Folgen diese Behandlung für einen

Mann hat. Ein kleiner Exkurs in aktuelle neurobiologische Erkenntnisse soll aufzeigen, welche Alternative es gäbe.

Wie der Hirnforscher Gerald Hüter wiederholt betont, zielen alle Antriebssysteme des Gehirns auf gelingende zwischenmenschliche Beziehungen und Erfolg ab. Es geht es um ein Verbundensein und ein Über-sich-Hinauswachsen. Kommt eines dieser elementaren Bedürfnisse zu kurz, hat unser Gehirn ein Problem und sucht nach Ersatzbefriedigungen, die uns von der Gesellschaft reichlich zur Verfügung gestellt werden. Wir stürzen uns auf Dinge, die wir eigentlich nicht benötigen: vom PS-starken Sportwagen über kostspielige Hobbys bis zur Schnapsflasche. Jeder verfügt dabei über sein eigenes Repertoire. Auch Testosteron ist so gesehen ein Ersatz für unser Gehirn. Kurzfristig fühlen wir uns besser, stärker, wacher und der Bauchumfang nimmt ab. Aber unser Gehirn will kein Doping. Ein langfristiger Erfolg bleibt aus, wenn wir es nicht schaffen, die Ursache für das Mangelgefühl zu behandeln. Die krank machende Lebenssituation muss verändert werden.

Patienten sollten lernen, lebenswichtige Grundbedürfnisse zu befriedigen, um sich wohl zu fühlen. Auch für soziale Wesen ist es wichtig, mit anderen Menschen verbunden zu sein. Es soll gleichermaßen gelingen, mit Begeisterung erfolgreich über sich hinauszuwachsen. Wer es geschafft hat, den Mount Everest zu besteigen, benötigt kein Testosteron mehr.

Aber, und da liegt der Hase im Pfeffer: Es fehlt denen, die diese Patienten behandeln, die Zeit, Betroffene einzuladen, zu ermutigen und zu begeistern, gemeinsam eine andere Lösung für das Problem zu finden. Außerdem gibt es für dieses Gesprächsangebot keine entsprechende Gebührenziffer. Also bleiben wir beim Testosteron und freuen uns am kurzfristig berauschten Patienten. Das Problem liegt auch im gesellschaftlichen Zeitgeist unserer Gesellschaft und den Umgang mit der damit verbundenen Erwartungshaltung.

Wir leben in einer Gesellschaft, in der materielles Wachstum noch immer die gesellschaftliche Maxime bildet. Der Anspruch besteht in einer optimalen Nutzung der Ressourcen, die bekanntlich immer knapper werden. Die Folge ist eine sich immer mehr verschärfende Konkurrenzsituation. Das derzeit weit verbreitete Bild von Erfolg ist, so viel Eigentum wie möglich zu besitzen. Wir glauben, in der Gesellschaft auf diese Weise eine Anerkennung zu finden und dass zwischenmenschliche Beziehungen von diesem Anspruch abhängig sind. Problematisch wird es, wenn alle Ziele erreicht sind oder unrealistisch bleiben. Dann befürchten wir, nicht mehr dazuzugehören. Die Folge ist maximaler Stress, weil phylogenetisch der Ausschluss aus der Gruppe als lebensbedrohlich wahrgenommen wird. Dieser Zustand macht wütend, lässt uns verzweifeln und endet häufig in der Depression. Wir ziehen uns zurück, weil wir glauben, nichts mehr wert zu sein. Die Folge ist, dass auch der Testosteronspiegel stressbedingt in den Keller sinkt.

Was tun?

Wir brauchen kein Testosteron. Betroffene benötigen eine Beratung mit dem gemeinsamen Ziel, einen Weg zu finden, wie dem Dilemma entgegengewirkt werden kann. Drei Voraussetzungen müssen gegeben sein, um sich mit der eigenen Rolle zu identifizieren und sich wohlzufühlen:

1. Das Vertrauen in die eigenen Fähigkeiten.

2. Das Vertrauen auf den Beistand von anderen.

3. Der Glaube daran, dass es sinnvoll ist, auf dieser Welt zu sein.

Gemeinsam könnten wir überlegen, was in der Vergangenheit zu kurz gekommen ist, und nach Wegen suchen, das zu ändern. Diese neue Herangehensweise, die Urologen vielleicht nicht so vertraut ist, verspricht nachhaltigeren Erfolg als eine Testosteronsubstitution.

Wir sollten das innere Bild der Männerrolle genauer anschauen. Kann sie dem selbst auferlegten Anforderungskatalog überhaupt gerecht werden? Auch unter dem Gesichtspunkt, dass ein Wandel im Leben eines Mannes unumgänglich ist, besonders, wenn mit zunehmendem Alter die körperliche Leistungsfähigkeit abnimmt.

Wie sollten wir damit umgehen? Keiner möchte enden wie der depressive Macho Ernest Hemingway, der sich am Ende seiner Depression mit seinem Jagdgewehr erschießt, nachdem er im Selbstmitleid oder Alkohol ertrunken ist. Gibt es Alternativen im Wandel unseres Männerbildes?

Eine Lösung wäre, ein Mann zu sein, der so sein darf, wie er ist. Ein Mann, der keine Rollen spielen muss, die nicht zu ihm passt, der ohne Angst vor der Zukunft zufrieden im Hier und Jetzt lebt und ohne ständig über verpasste Chancen in der Vergangenheit nachdenkt. Dieser Königsweg bleibt jedoch leider vielen Männern verborgen.

Es könnte hilfreich sein, über den Zeitgeist unserer Gesellschaft und die für den Einzelnen damit verbundenen Konsequenzen nachzudenken. Wollen wir weiterhin mit anderen um die vorhandenen Ressourcen konkurrieren oder doch lieber kooperieren. Ein Großteil der Menschen ist an Kooperation interessiert! Wir könnten auf Konsum und Ersatzbefriedigung verzichten und stattdessen versuchen, die uns innewohnenden Potenziale zu entfalten. Dies würde jedoch bedeuten, auf viele liebgewordene Angewohnheiten zu verzichten und wieder zurück zum Ursprünglichen zu gehen. Dazu gehört Mut. Auch Mut dazu, nicht einfach überall mitzumachen, sondern auf unser Bauchgefühl hörend den Mut zu haben, auch einmal Nein zu sagen.

Männer besitzen von Geburt an mehr Antrieb als Frauen. Die Ursache dafür ist der Einfluss des Testosterons. Gleichzeitig sind Männer aber auch stärker auf Halt von außen angewiesen. Klar vorgezeichnet war der Entwicklungsweg in streng reglementierten Gemeinschaften mit einer festgelegten Männerrolle. Dort entwickeln kleine Jungen sich so, wie es in diesen Kulturgemeinschaften die eigene Mutter, ältere Jungen und erwachsene Männer von ihnen verlangen. Solche traditionellen Kulturgemeinschaften mit einem eindeutig definierten Männerbild sind überaus stabil und aufgrund der eindeutigen Rollenverteilung effizient bei der Erschließung neuer Lebensräume und Ressourcen. In größte Schwierigkeiten geraten solche Kulturen, wenn die Ressourcen erschöpft oder verteilt sind und wenn sich ein Kräftegleichgewicht zwischen verfeindeten gegenüberstehenden Kulturen herausgebildet hat. Dieses Rollenverständnis des Männlichen als Krieger und Soldat, als Eroberer und Herrscher wird dann zum Verhängnis.

In der heutigen Zeit leben wir in Westeuropa global. Es erweisen sich die Kulturgesellschaften als überlegen, die weniger starr an dem alten Rollenverständnis der Geschlechter festhalten. Der in der westlichen Welt in Gang gekommene Auflösungsprozess des seit der Steinzeit bestehenden männlichen Rollenverständnisses ist nicht mehr aufzuhalten oder umzukehren.

Angesichts der ständigen Bedrohung früherer Gemeinschaften durch äußere Feinde war das damalige männliche Leitbild nicht nur vorteilhaft, sondern überlebenswichtig. Dieses traditionelle Rollenverständnis existiert heute nur noch unbewusst. Glücklicherweise haben sich die Erwartungen, Forderungen und Hoffnungen an die heranwachsenden Männer derzeit verändert. Heutzutage wollen kleine Jungs lieber Fußballspieler oder Superstar werden. Richtige Männer müssen nicht mehr tapfere Soldaten, treue Pflichterfüller oder pensionsberechtigte Beamte sein, sondern etwas anderes, was in der heutigen Zeit als bedeutsam und wichtig erachtet wird.

Was heute einen richtigen Mann ausmacht, lässt sich inzwischen jedoch noch nicht so eindeutig definieren wie noch vor einigen Jahrzehnten. Wir sind unbeabsichtigt in einer Zeit angekommen, in der es für uns Männer nicht mehr so wichtig ist, eine traditionelle Rolle als Mann zu spielen. Wir sollten uns auf die Suche machen, um eine authentische Männerrolle in unsere Zeit passender Mann zu werden.

Und da sind wir beim Problem der heutigen Männer. Verfangen im tradierten Männerbild im Unbewussten und noch nicht besonnen auf eine eigene der heutigen Zeit angepasste Authentizität verdrängen uns Frauen zunehmend aus unseren angestammten Positionen. Frauen haben sich schon viel früher auf den Weg gemacht, sich den Anforderungen des heutigen Lebens anzupassen. Beeindruckend ist die Power, mit der sie sich ihre Ressourcen nutzend auf den Weg gemacht haben, eine zeitgemäße Veränderung ihrem inneren Bild von Frau sein, vorzunehmen. Davon können und sollten Männer lernen.

Daher lautet die Frage: Wie viel Emanzipation braucht der Mann von heute?

V. PATIENTEN MIT BÖSARTIGEN TUMOREN

1. Was tun, wenn das Leben zu Ende geht? Kommunikation mit Tumorpatienten

Geburt und Tod gehören zum Leben gleichermaßen dazu. Zwischen diesen beiden Eckpunkten sollte die zur Verfügung stehende Zeit optimal genutzt werden. Es fällt leichter, Abschied zu nehmen, wenn Betroffene ein erfülltes Leben vorzuweisen haben. Daher ist es erstrebenswert, mit dieser Überzeugung das Leben am Ende zu verlassen. Es ist nie zu spät, damit anzufangen.

Wichtig ist, dass wir mit dem Erreichten zufrieden sind und Anerkennung bekommen. Schicksalsschläge sollten die Lebensplanungen nicht blockieren, sondern als Herausforderung verstanden werden. Chronische Erkrankungen bedeuten nicht zwangsläufig ein unglückliches Leben, wie Gesunde häufig vermuten. Die jeweilige Gesellschaft bestimmt, was erstrebenswert und was als Bedrohung und Angst machend empfunden wird.

Heutzutage empfinden wir eine Krebserkrankung als lebensbedrohlich. Eine um ein Vielfaches gefährlichere Herz-Kreislauf-Erkrankung wird als weniger bedrohlich erlebt. Heroisch berichten Betroffene über die Anzahl ihrer Bypass-Operationen. Im Gegensatz dazu wird die Erkrankung von Krebspatienten verschwiegen. Diese wird entwertend empfunden, was hilflos und verzweifelt macht. Ist diese Angst speziell in Bezug auf das urologische Fachgebiet noch berechtigt?

98 % der Hodentumorerkrankungen werden geheilt. Ein Nieren- oder Blasentumor wird bei zunehmend besser aufgeklärten Patienten früh entdeckt und entfernt, bevor ein irreversibles Wachstum eintritt. Nur wenige Patienten mit einem Prostatakarzinom werden in ihrer Lebenserwartung beeinträchtigt. Aktive Überwachungsprogramme bestätigen, dass die Zahl der „Karzinomträger" um ein

Vielfaches höher ist als die Zahl derer, die an einem Prostatakarzinom erkranken oder versterben.

Objektiv gesehen ist eine plötzliche Arbeitslosigkeit heutzutage eine schwerwiegendere Lebenskrise, die bewältigt werden muss, als eine mit den Mitteln der modernen Medizin kontrollierbare Krebserkrankung. Insofern sollte die Diagnose Krebs nicht nur als ein lebensbedrohliches Ereignis verstanden werden, sondern lediglich darauf hinweisen, dass das Leben begrenzt ist.

Patientenforum mit Tumorpatienten

Als Grundlage diente der Umgang mit Schwer- und Todkranken (Schmeling-Kludas 2005, Textfeld 1).

Treffen mit Betroffenen

Fünf Jahre lang habe ich mich einmal im Monat mit Tumorpatienten in meiner Praxis getroffen. Folgende Themen wurden diskutiert:

1. Wie gehe ich mit einer lebensbedrohenden Erkrankung um?

2. Was tue ich, wenn das Leben zu Ende geht?

Es war ausdrücklich erwünscht, Angehörige mitzubringen, die häufig ebenfalls einen bösartigen Tumor überlebt hatten. Die Teilnehmerzahl blieb auf maximal 10 Personen begrenzt, um gemeinsame Gespräche zu ermöglichen. Ein Plakat in meiner Praxis wies auf die Veranstaltung hin. Häufig wurde ich auch von Nichtbetroffenen darauf angesprochen. Einige bewerteten die Aktion positiv, andere waren entsetzt darüber, mit Tumorpatienten über das Ende des Lebens zu diskutieren. Im Gegensatz dazu hatten Betoffene vorrangig folgende Fragen, die dringend geklärt werden mussten:

1. Wie konnte das geschehen?

2. Muss ich jetzt sterben?

3. Was habe ich falsch gemacht?

4. Was wird aus meiner Familie und meinem Arbeitsplatz?

5. Welche Folgen hat mein Tod?

Tipps für den Umgang mit Schwer- und Todkranken

Stehen Sie dem Kranken dann zur Verfügung, wenn er es wünscht!
Der Betroffene sollte von sich aus ein Gespräch über den Ernst von Tod und Sterben beginnen, wenn er es möchte.

Durchbrechen Sie nie von sich aus die Abwehrmechanismen eines Kranken!
Patienten müssen für sich ihre Gefühle verarbeiten. Auch unrealistische Hoffnungen sind erlaubt. Verboten ist die Konfrontation mit der Realität.

Gefühle wie Zorn und Depression sind zuzulassen!
Sie gehören zu der Auseinandersetzung mit der Todkrankensituation, auch wenn sie gegen Sie gerichtet sind. (Prüfen Sie, ob berechtigte Gründe auszuschließen sind.)

Geben Sie gewünschte Informationen in richtiger „Dosierung" und Form!
Gewünscht heißt, der Patient soll bestimmen, wie genau er jeweils informiert werden will. Nicht mehr Informationen als erwünscht. Alle Informationen auf einmal sind emotional nicht zu verkraften. Nicht nur sachliche Informationen sind wichtig. Achten Sie auf die Gefühlslage.

Vermitteln Sie das Gefühl, dass alles Menschenmögliche getan wird!
Vermitteln Sie Ansätze für Hoffnung (auf günstigen Verlauf, Schmerzfreiheit usw.) Es muss vermieden werden, dass der Patient denkt: „Für mich kann nichts mehr getan werden. Ich bin verloren, man hat mich aufgegeben."

Ärzte kommunizieren mit Tumorpatienten anhand von Nomogrammen, eine statistische Aussage darüber, wie die zu erwartende Prognose bezüglich Verlauf und Lebenserwartung einzuschätzen ist. Statistische Angaben sagen jedoch nichts über Einzelschicksale aus. Es geht in erster Linie um den einzelnen Menschen, der lebensbedrohlich erkrankt ist. Ein Mensch ist keine Maschine, deren Defekt repariert werden muss. Gern geben Patienten die Reparatur eines derartigen Defekts in Auftrag und erwarten eine hundertprozentige Wiederherstellung. Diese Haltung zeigte sich in einer befreundeten onkologischen Praxis. Dort scheiterte der Aufbau einer ähnlichen Gruppe, weil vorrangig gewünscht wurde, den Tumor an seiner Ausbreitung zu hindern.

Ich frage nicht nur nach der Geschichte einer Krankheit, sondern auch nach der Geschichte eines kranken Menschen und beachte besonders die Arzt-Patienten-Beziehung. Wenn sich Patienten in ihrer Not verstanden fühlen, sind sie bereit, über die Bedrohung zu sprechen. Wenn Ärzte nur über das kranke Organ reden, werden Patienten nicht in ihrer Not verstanden. Ärzte sollten nicht nur die körperliche Ebene, sondern auch das psychosoziale Umfeld des Patienten berücksichtigen. Jedes Individuum ist ein „geschlossenes System" und für Außenstehende erst einmal unerreichbar. Diese sogenannte Blackbox ist das Geheimnis eines jeden Menschen, der in seiner Individualität einmalig ist.

Wir müssen lernen, nonverbale Zeichen zu verstehen, mit deren Hilfe Emotionen wie Bedrohung, Angst, Verzweiflung und Hilflosigkeit vermittelt werden. Solche Signale sind nicht messbar, sie werden aber von anderen verstanden, weil wir von Geburt an auf diese Weise miteinander kommunizieren. Die Fähigkeit, Gefühle nonverbal zu vermitteln, geht nicht verloren, sie wird nur viel zu wenig beachtet.

Ärzte verwenden messbare Werte wie klinische Befunde, Laborparameter oder die Ergebnisse bildgebender Verfahren. Fälschlicherweise dienen diese Werte dazu, Aussagen über die Befindlichkeiten von Patienten zu machen.

Ärzte kommunizieren über die Bedeutung der erhobenen Befunde und reagieren häufig mit unterschiedlichen Therapieoptionen. Selbstverständlich meint ein Chirurg, dass seine Operation die beste Behandlungsmethode ist. Gleiches gilt für die Behandlungsansätze von Radiologen oder Onkologen sowie für Psychotherapeuten, die erst einmal meinen, reden zu müssen, um die jeweils passende Behandlungsmethode für den Betroffenen herauszufinden. Ärzte müssen respektieren, dass Patienten eine andere Meinung haben dürfen. Letztlich entscheidet sich ein Patient für einen Arzt, zu dem er Vertrauen hat. Hierbei ist die emotionale Ebene der Arzt-Patienten-Beziehung von eminenter Bedeutung.

Unter Berücksichtigung dieser theoretischen Überlegungen sollte es gelingen, mit dem Patienten in einer Art und Weise in Beziehung zu treten, indem auf allen Ebenen eine Verständigung und das Gefühl von „Passung" herrscht. Unter diesen Bedingungen sind Patienten bereit, über ihr Schicksal, ihre Krankheit und auch darüber zu reden, wie es weitergehen könnte.

Häufiger an dem Treffen teilnehmende Patienten haben das Entwertende einer Tumorerkrankung, die Scham darüber zu reden, und auch das Gefühl dem Geschehen hilflos ausgeliefert zu sein, überwunden. Sie sind bereit, über ihre Erfahrungen mit anderen zu kommunizieren. Andere, die ihren Ärzten gegenüber misstrauisch geworden sind und eine zweite Meinung wünschen, kommen aus Neugier zu den Treffen. Viele möchten über das weitere Geschehen mitentscheiden. Ihre Meinung wird respektiert, sie fühlen sich nicht mehr wie eine Maschine, die defekt ist und repariert werden muss.

Beispiele beeindruckender Begegnungen:

Enttäuschend verlief die zehnjährige Krankengeschichte eines 67-jährigen Patienten, der trotz radikaler Operation, Nachbestrahlung und antihormoneller Therapie an einem fortschreitenden

Prostatakarzinom litt. Aus Angst, andere mit seinem Krankheitsverlauf zu verschrecken, lehnte er anfänglich eine Teilnahme ab. Er kam zu den Treffen, nachdem ich ihn bat, nicht über die Geschichte seiner Erkrankung, sondern über seine Geschichte als erkrankter Mensch zu berichten. Es war sein Lebensziel, mit seinen Söhnen ein Haus zu bauen. Diese Aufgabe hatte er sich nicht zugetraut. Mit der Krebsdiagnose vor zehn Jahren wurde ihm bewusst, dass nun die letzte Gelegenheit gekommen war. Er ist überzeugt, dass die Verwirklichung seines Traums erst mit der Krebsdiagnose möglich war. Für ihn war es nicht mehr wichtig, wie lange er noch zu leben hatte. Er hatte sein Lebensziel erreicht. Gestorben ist er nicht am Karzinom, sondern an den Folgen einer Ileusoperation, offensichtlich als eine verspätete Komplikation nach einer Bestrahlung.

Ein anderer Patient (64) berichtete voller Angst über eine bevorstehende totale Prostataoperation. Bei der Vorsorgeuntersuchung war bei einem leicht erhöhten PSA-Wert von 7ng/ml ein Prostatakarzinom diagnostiziert worden. Er konnte nicht verstehen, plötzlich lebensbedrohlich erkrankt zu sein.

Ihm gegenüber saß ein zehn Jahre älterer Patient, der offensichtlich zehn Jahre zuvor den gleichen Befund hatte, der damals unbemerkt blieb. Jetzt war er nach einer Ostasienreise wegen leichter Rückenschmerzen zum Orthopäden gegangen. Diagnostiziert wurde ein Prostatakarzinom mit Wirbelsäulenmetastasen und einem PSA-Wert von 4900 ng/ml. Beeindruckend waren die Ergebnisse einer Chemotherapie und Hormonblockade. Die PSA-Werte sanken unter 100 ng/ml. Kardiale Probleme bei Rhythmusstörungen und Nebenwirkungen nach der Chemotherapie standen als Beschwerden im Vordergrund. Für alle Teilnehmer war beruhigend, dass selbst im fortgeschrittenen Stadium noch eine wirksame Therapie möglich ist. Der Patient starb zwei Jahre später an der kardialen Erkrankung. Die Ehefrau des Patienten, die es immer abgelehnt hatte, zu den Treffen mitzukommen, berichtete nach seinem Tod, wie ihr Ehemann sich kurz vor seinem Tod zuhause von seinen Angehörigen würdevoll verabschiedete. Er hinterließ einen Aktenordner, in dem er detailliert aufgeführt hatte, was nach seinem Tode bedacht werden sollte, so wie wir es in der Gruppe zuvor besprochen hatten.

Regelmäßige Teilnehmer an den Patientenforen konnten über folgende Erfahrungen berichten: Patienten nach totaler Prostatektomie bei Prostatakarzinom mit postoperativen Nebenwirkungen wie Inkontinenz und Impotenz, Patienten nach perkutaner, aber auch nach lokaler Bestrahlung, Patienten mit über zehnjähriger Erfahrung mit einer antihormonellen Therapie, andere mit langsam steigenden PSA-Werten, die eine Stanzbiopsie bewusst ablehnten und erst zu einer histologischen Diagnosestellung bereit waren, als ein Progress anzunehmen war. Ein 75-jähriger Patient war glücklich darüber, die Diagnose 20 Jahre hinausgezögert zu haben. Erst während seine Zugehörigkeit zu der Gruppe war er bereit, nach entsprechender Histologie das langsame Wachstum seines Prostatakarzinoms mit Medikamenten zusätzlich zu bremsen.

Auffallend ist, dass bei Patienten mit einem Prostatakarzinom eine große Verunsicherung bei akribischer Beobachtung des PSA-Werts auch nach der Behandlung unverändert vorherrscht. Diese Verunsicherung lag nicht bei Patienten mit einem Blasenkarzinom vor, die ebenfalls zu den Gruppensitzungen kamen. Die Sicherheit, auch nach einem Rezidiv geheilt zu sein, wurde von Patienten, die das bereits erlebt hatten, wesentlich glaubhafter vermittelt als durch Ärzte.

Im Forum waren – vorrangig bei Prostata- und Blasenkarzinom – alle Tumorstadien als Einzelschicksale präsent. Die persönliche Erfahrung, wie der Einzelne damit umgeht, ist für alle hilfreicher als statistische Angaben. Regelmäßig wurde in den Sitzungen das Thema angesprochen, das alle am meisten beschäftigte (Kübler-Ross 1996, Textfeld 2):

Reaktionen von Patienten, die Ärzte hilflos machen

„Nicht ich!"
Zeichen von Nicht-wahr-haben-Wollen: *Schock, Verleugnung*.
Ausdruck von Ohnmacht, Angst, Unruhe und Hilflosigkeit.
Der Patient ist in seiner Aktivität, Orientierung und
Kommunikation gelähmt. Führt zu unrealistischem Verhalten.
Emotionale Zuwendung hilft bei der Neuorientierung.

„Warum gerade ich?"
Zeichen von: *Zorn, Wut, Enttäuschung*. Die Bedrohung der
Sicherheit des Körpers führt zu offener Aggression: Ärzte
taugen nichts, oder abgewehrter Aggression: feindselige
Abhängigkeit; Gegenreaktion: Aggression nicht gegen Ärzte,
Kommunikationsabbruch vermeiden.

„Was bin ich jetzt noch wert?"
Zeichen von: *Depression*. Selbstwertverlust. Es gilt, das
Unerträgliche erträglich zu machen. Beziehung schützt vor
Isolation. Betroffene schreien nach Hilfe, ohne dass sie diese
annehmen können.

„Noch nicht jetzt!"
Zeichen von: *Feilschen, Verhandeln*. Informationsbedürfnis
wird lästig. Geduld ist gefragt.

Im Vordergrund steht die Angst, einen qualvollen Tod zu erleiden,
und die Befürchtung, angeschlossen an medizinische Apparate auf
der Intensivstation im Krankenhaus das Leben zu beenden.

Die Fortschritte der modernen Schmerztherapie garantieren bei
fortgeschrittenen Tumorstadien relative Schmerzfreiheit. Gruppenmitglieder können dies glaubhaft bestätigen. Es ist vorgekom-
men, das Patienten lieber Schmerzen ertragen, um weniger betäubt
zu sein. Es ist wichtiger, noch am Leben teilzunehmen.

Keiner wünscht es sich, sein Leben in einer fremden Umgebung zu
beenden, auch wenn dort geschulte professionelle Helfer eine
angenehme Versorgung garantieren. Die vertraute Umgebung im

Kreise der Angehörigen ist durch nichts zu ersetzen – so weit es möglich ist. Diskutiert wurde, ob den Angehörigen dieses Leiden zuzumuten ist. Vermutet wird, dass Familienmitglieder eher aus Angst, etwas falsch zu machen, diese Aufgabe ungern übernehmen. Angehörige sollten motiviert werden. Es wird gewünscht, dass professionelle Helfer dabei behilflich sind.

Angehörige sprechen häufig die Hoffnung aus: „Da muss doch noch was zu machen sein." Es wird vermutet, dass dafür zuständige Institutionen mit der Situation besser fertig werden. Dort beginnt aber der Kampf ums Überleben, der selten von Betroffenen so gewünscht wird. Die für diesen Fall vorgesehene Patientenverfügung lässt sich wesentlich besser realisieren, wenn sie vorher ausgiebig mit Betroffenen besprochen worden ist. Über das Ergebnis solcher Gespräche wurde im Forum immer wieder diskutiert. Thema waren auch Erlebnisse mit Sterbenden und Erfahrungen von Patienten nach einer erfolgreichen Reanimation. Einigkeit bestand darin, dass es den sogenannten Todeskampf nicht gibt. Er wird von Angehörigen so wahrgenommen, die einen geliebten Menschen nicht verlieren möchten. Für alle war wichtig, vorher über alles zu reden. Nach einem solchen Gespräch hilft es, wenn jemand das Sterben mit einem gemeinsam erträgt und das Gefühl vermittelt, nicht alleingelassen zu werden. Wenn möglich, helfen Gespräch darüber, wie das Leben verlaufen ist. Es fällt leichter, das Leben in Würde zu verlassen, wenn es es von Zufriedenheit und Erfüllung geprägt war. Dann spielt die Zeit, die noch zu leben bleibt – so bestätigten alle Gruppenmitglieder –, nur eine untergeordnete Rolle.

Ärzte denken anders und sehen ihre Aufgabe darin, das Leben unter allen Umständen so lange wie möglich zu erhalten.

Auch Ärzte müssen lernen, loszulassen.

Fortschritte der modernen Medizin haben bewirkt, dass wir fast doppelt so lange leben, wie noch vor 150 Jahren. Doch den Tod können wir nicht besiegen. Besprochen haben wir, dass bei einem Tumorgewicht von nur einem Kilogramm der Organismus so massiv belastet wird, dass dies mit dem Leben nicht mehr vereinbar ist. Starke Erschöpfung und Abgeschlagenheit stellen sich ein. Die Hoffnung auf ein Weiterleben erlischt. Mehrfach habe ich Patienten erlebt, die dann klar den Wunsch äußerten, das Leben möge zu Ende gehen. Dieser Wunsch sollte akzeptiert werden.

Ein Patient aus dem Forum fragte, ob dieses Bedürfnis mit dem Gefühl vergleichbar sei, nach einem erfolgreichen Tag abends erschöpft und müde zu Bett zu gehen, um seine Ruhe zu finden. Alle waren sich einig, dass es so sein könnte...

Verwendete Literatur

Kübler-Ross, E. (1996): Interviews mit Sterbenden. 17. Auflage. Gütersloh: Gütersloher Verlagshaus

Schmeling-Kludas, Ch. (2005): Psychosomatisches Kompendium der Inneren Medizin. München: Hans Marseille Verlag

2. Panikattacke als Folge einer Krebsdiagnose

„Es ist wichtiger zu wissen, welcher Mensch eine Krankheit hat, als zu wissen, welche Krankheit ein Mensch hat." Dieser Satz von Hippokrates vor 2000 Jahren könnte übertragen auf die heutige Medizin so lauten: „Wir sollten uns in erster Linie auf den Patienten konzentrieren, der einen Blasentumor hat, und weniger auf den Blasentumor, der bei einem Patienten entdeckt wurde."

Ein Fallbeispiel soll diese Aussage verdeutlichen:

Ein 70-jähriger Unternehmensberater hat erhebliche Mühe, sein umfangreiches und verzweigtes Firmenimperium auf seine zerstrittenen Söhne zu verteilen. Unter dieser Stressbelastung kommt es zu einem vermehrten Harndrang. Als Ursache wird eine altersbedingte Prostatavergrößerung vermutet. Umgehend erfolgt die stationäre Aufnahme in eine urologische Klinik. Völlig unerwartet wird im Rahmen der operativen Intervention ein Urothelkarzinom der Harnblase pTa, pTis, G3, high grade diagnostiziert. Diese Diagnose empfindet der Patient als „Todesurteil". Eine bis dahin heile Welt bricht in sich zusammen.

Aus einfachen Verhältnissen stammend hatte er sich als einziger in seiner Familie erfolgreich hochgearbeitet. Er musste den frühen Leukämietod seiner 40-jährigen Schwester und den tödlichen Herzinfarkt seines 55-jährigen Bruders verkraften. Erstmals in seinem Leben hatte er nach der Krebsdiagnose keine passende Lösung parat, war hilflos und total verzweifelt. Eine Panikattacke macht auf die extreme psychische Belastung aufmerksam. Psychopharmaka und ein Aufenthalt in einer psychiatrischen Klinik verleihen dem Patienten Geborgenheit. Der Nachweis einer tumorfreien Blasenschleimhaut bei der Nachresektion 4 Wochen nach der Erstdiagnose ermöglicht die Reduktion der bis dahin erforderlichen Psychopharmaka. Auch der Hinweis, dass es sich trotz ungünstigem Grading bisher nur um ein oberflächliches und nicht invasives Tumorwachstum handelt, hat eine beruhigende und weiter stabilisierende Wirkung. Erst als die Kontrollcystoskopie nach drei Monaten erneut eine tumorfreie Blasenschleimhaut bestätigt, gelingt es, den Alltag wieder angstfrei zu gestalten.

Wenn wir hinterfragen, was diesen Patienten krank gemacht haben könnte, ist der chronische Stress in der Auseinandersetzung mit seinen Söhnen auffallend. Bisher konnte er alle Probleme im Alleingang meistern, war daran gewachsen und brachte es zu Wohlstand mit einem hohen Wohlbefinden. Erstmals blockieren seine inzwischen selbstbewussten Söhne seine bis dahin erfolgreiche Strategie. Ein vermehrter Harndrang zeigt somatisch den „Druck" an, unter dem er zu stehen scheint. Der einseitige Blick auf eine altersbedingte Prostatavergrößerung lenkt von dem eigentlichen Problem ab. Es ist jedoch zu vermuten, dass der chronische Stress über eine Schwächung des Immunsystems zur Entstehung des Blasenkarzinoms beigetragen haben könnte.

Auslösend für die krank machende Dramatik ist nicht der bösartige und bisher unentdeckte Defekt in der Blase, sondern die individuelle „Bedeutung" dieser lebensbedrohlichen Veränderung. Augenblicklich sind die alten Erfahrungen wieder präsent, die er mit den früheren tödlichen Erkrankungen seiner Geschwister durchlitt. Die Panikattacken sind Reaktionen auf bisher verdrängte, aber offensichtlich noch nicht ausreichend verarbeitete Traumatisierungen. Daher ist die alleinige operative Resektion des bösartigen Tumors aus der Blase des Patienten therapeutisch nicht ausreichend. Die extrem bedrohlich empfundene Diagnose erfordert eine zusätzliche therapeutische Intervention. Nur in einer haltgebenden vertrauensvollen Beziehung ist es möglich, die massive Verunsicherung des Patienten aufzufangen. Dabei sollte die ungünstige Prognose dieser Tumorerkrankung weniger wichtig sein als der Patient als Mensch, der nach operativer Tumorresektion nachweislich vorerst tumorfrei ist. Geblieben ist lediglich das erhöhte Risiko einer Neuerkrankung. Die Bedrohung einer lebensgefährlichen Erkrankung ist damit vorerst erheblich gemindert. Falls es zu einem späteren Zeitpunkt zu einem Rezidiv kommen sollte, ergeben sich mehrere Möglichkeiten, wie dann vorzugehen wäre. Leitlinien helfen dabei, diese spezielle Tumorerkrankung im Allgemeinen zu behandeln. Die individuellen Ursachen, die bei der Krankheitsentstehung dieses Patienten mitgewirkt haben, werden jedoch nicht berücksichtigt.

Wir gehen davon aus, dass chronischer Dauerstress die Abwehrfunktion des Immunsystems erheblich einschränkt. Daher wurde im Rahmen einer psychotherapeutischen Intervention nach stressfreieren Lösungen im Konflikt mit den streitenden Söhnen gesucht. Aber auch die ausführliche Aufklärung über den Charakter dieser Tumorerkrankung mit der Zusicherung, vorerst tumorfrei zu sein, wurde als sehr beruhigend empfunden.

Die Tumordiagnose wird nunmehr als „Warnschuss" und nicht mehr als „Todesurteil" verstanden. Momentan tumorfrei heißt für ihn heute: „Ich habe noch einmal Glück gehabt. Und was in der Zukunft auf mich zukommt, wird dann entschieden."

Er hat sich inzwischen damit abgefunden, dass das Leben endlich ist. Nach einer Krebsdiagnose kommt es darauf an, das Leben in der noch verbleibenden Zeit optimal zu genießen. Es ist unter Ärzten eine bekannte Erfahrung, dass Patienten mit dieser Einstellung länger leben als die, die nach einer lebensbedrohlichen Diagnose resignieren.

3. Die Lebensqualität bei Patienten mit Prostatakarzinom

Als Mitglied des Ausschusses der Hamburger Ärztekammer für die Zusammenarbeit mit Selbsthilfegruppen wurde ich in der Vergangenheit mehrfach zu Gruppentreffen eingeladen. In erster Linie handelte es sich dabei um tumorkranke Frauen. Versuche waren bis dahin gescheitert, Männer mit ähnlichen Problemen in die Gruppe zu integrieren.

In der Folge veränderte sich die Zusammensetzung der Gruppen. Immer häufiger trafen sich Männer mit Prostatakarzinom in den neu gegründeten Selbsthilfegruppen. Auffallend war, dass es sich nur um dieses Krankheitsbild handelte. Männer mit anderen Krebserkrankungen hatten dieses Bedürfnis nicht. In den Gruppen wurden in erster Linie die unterschiedlichsten Behandlungsmethoden diskutiert, über die das Internet vielfältige Informationen liefert. Es fiel auf, dass die Betroffenen die Behandlungsmethoden favorisierten, die zum Teil erheblich von den damals üblichen Therapieformen abwichen, weil sie entweder von den behandelnden Ärzten nicht ausreichend über die Behandlung informiert wurden oder die zur Zeit üblichen Therapieformen so nicht akzeptierten.

Unverändert gilt die operative Entfernung eines bösartigen Tumors als die beste Heilungsmöglichkeit. Probleme bei der totalen Prostatektomie bereitet die zwischen Harnblase und hinterer entstandene Lücke. Zwar haben sich die Operationsmethoden in den letzten Jahren erheblich verbessert, unveränderte Beschwerden verursacht jedoch der Defekt im Bereich der hinteren Harnröhre. In erster Linie drohen Inkontinenz und Impotenz. Den Aussagen der einschlägigen Literatur folgend sind diese Probleme auf ein zu akzeptierendes Maß reduziert. Bei Gesprächen mit Betroffenen scheinen Inkontinenz und Impotenz jedoch häufiger und bedeutsamer zu sein, als es in der wissenschaftlichen Diskussion dargestellt wird.

Besonders groß ist die Enttäuschung, wenn erst im Anschluss an die folgenschwere Operation festgestellt wird, dass es auch weniger belastende Behandlungsmethoden, verbunden mit einer besseren Lebensqualität gegeben hätte. Jeder niedergelassene Urologe kennt Patienten, die vom Ergebnis der Operation enttäuscht sind. Dies ist im Vergleich zu anderen urologischen Operationen auffallend oft der Fall. Die Ergebnisse der Nachuntersuchungen operierender Kollegen hören sich deutlich positiver an. Schon lange liegt es im Interesse der niedergelassenen Urologen, diese Diskrepanz etwas genauer zu untersuchen.

Ein mir freundlicherweise von Dr. Küchler aus Kiel überlassener und etwas abgewandelter Fragebogen wurde in siebenfacher Ausfertigung an 40 urologische Praxen in Hamburg verschickt. Der Fragebogen bestand aus 34 Fragen zur Lebensqualität und sollte in der Reihenfolge, in der die Patienten die Praxis aufsuchten, verteilt werden. Sie wurden gebeten, den Fragebogen anonym an mich zurückzusenden. Die Zeit der Verteilung und Rückgabe war auf einen Monat beschränkt. Das Ziel war, möglichst viele Patienten nach totaler Prostatektomie, die mehr oder weniger zufällig über einen begrenzten Zeitraum den Fragebogen erhielten, nach ihrer momentanen Lebensqualität zu befragen.

Die Hälfte der angeschriebenen Urologen (20 Praxen) haben sich an der Aktion beteiligt und bis zu 5 Fragebögen in der vorgegebenen Zeit an Patienten verteilt. Nach anonymer Rücksendung konnten 50 – also mehr als ein Drittel der 140 verschickten Fragebögen – ausgewertet werden.

Das Durchschnittsalter der Patienten während der Operation betrug 63 Jahre (47–73 Jahre). Im Durchschnitt lag der Operationszeitraum vier Jahre zurück. Alle Hamburger urologischen Abteilungen waren entsprechend der Häufigkeit, mit der der Eingriff dort durchgeführt wurde, beteiligt. Fünf Patienten wurden nerv-/potenzerhaltend operiert.

Das Ziel der totalen Prostatektomie ist die Heilung des Patienten. Bei einem Viertel der Patienten (26 %) war postoperativ eine zusätzliche Tumortherapie erforderlich, weil die intraoperative Tumorausbreitung größer als erwartet war oder es im späteren Verlauf zu Rezidiven kam, die weitere Krebs bekämpfende Maßnahmen erforderlich machten. Nur drei Viertel der Patienten (74 %) wurden geheilt. Dagegen steht, dass zwei Drittel der Patienten (66 %) operationsbedingt schwerwiegende Veränderungen angaben. Auf die Frage, welche Veränderungen besonders schwerwiegend waren, wurden gleichermaßen Inkontinenz und Impotenz oder beide Folgeerscheinungen gemeinsam angegeben. Entsprechend fühlten sich zwei Drittel dieser Patienten in ihrer Lebensqualität eingeschränkt.

Nur ein Viertel der Betroffenen hatte keine Probleme, das Wasser zu halten. 35 von 50 Patienten trugen ständig eine Windel. Viele trugen die Windel aus Sicherheitsgründen, weil sie Angst hatten, bei ruckartigen Bewegungen tröpfchenweise Urin zu verlieren, obwohl sie kontinent ihr Blase entleerten. Sie waren in ihren aktiven Fähigkeiten eingeschränkt. Sie hatten Angst, nach Urin zu riechen.

Alle 50 Patienten hatten postoperativ keine Erektion mehr. Auch die fünf Patienten, die nerv- und potenzerhaltend operiert wurden, hatten keine ausreichende Erektion für den Geschlechtsverkehr. Bei der Hälfte der Fälle hatte der Eingriff keine Auswirkungen auf die Partnerschaft, die sexuellen Aktivitäten reduzierten sich jedoch deutlich. Die Unzufriedenheit mit der Sexualität wurde, wie zu erwarten war, auf die nicht vorhandene Erektion zurückgeführt. Bei einer stabilen Partnerschaft führte diese Einschränkung nicht zu Problemen. Viele Patienten empfanden jedoch den Erektionsverlust als eine massive Einschränkung ihrer Männlichkeit. Nur drei Patienten benutzten vasoaktive Substanzen und erreichen so eine medikamentös bedingte Erektion. Diese Behandlung wurde von den meisten Patienten jedoch abgelehnt.

Insgesamt ist postoperativ bei vielen Patienten eine Enttäuschung festzustellen. Die mit operativen Methoden erlangte Heilung wird als psychosoziale Belastung empfunden. So wird von vielen Patienten angegeben, dass neben der medizinischen Behandlung in erster Linie die Angehörigen geholfen haben, diese Belastungen zu ertragen. Insgesamt hat die Zuversicht in die Zukunft erheblich abgenommen. Ein Drittel der Patienten würde diesen Eingriff nicht noch einmal machen lassen. Diese nachträglichen Zweifel deuten auf eine mangelnde Aufklärung der Patienten hin. Viele der Enttäuschten geben an, dass sie keine Alternative hatten oder ihnen alternative Behandlungsmethoden nicht angeboten wurden.

Diskussion

Selbst wenn unterstellt wird, dass in der Mehrzahl nur die Patienten den Fragebogen ausgefüllt haben, die mit dem postoperativen Ergebnis unzufrieden sind, erschein mir der Anteil unzufriedener Patienten bei den Befragten relativ hoch. Es handelt sich um subjektiv empfundene Beschwerden, die vom Behandler anders gesehen werden. Der auf den Therapeuten angewiesene Patient äußert die subjektiv empfundene Unzufriedenheit zurückhaltend. Erst bei einer anonymen Befragung dürfe die enttäuschten Erwartungen ausgesprochen werden. Man hat Angst mit seiner bedrohlichen Erkrankung alleingelassen zu werden. Patienten, die es dennoch wagen, sich einen ärztlichen Behandlungsvorschlag zu entziehen oder ihre subjektiv empfundene Unzufriedenheit zu äußern, finden soziale Unterstützung von gleichermaßen Betroffenen in den Selbsthilfegruppen. Informationen aus dem Internet vermitteln das Gefühl von medizinischer Kompetenz. Die Gruppen tolerieren eine eigene Meinung, die offensichtlich von den Ärzten nicht geteilt wird.

Während der Diskussionen in den Selbsthilfegruppen, an denen ich teilgenommen habe, ging es in erster Linie um Inkontinenz, Impotenz und um die Bedrohung durch die Erkrankung. Inkontinenz wird von den Patienten gravierender empfunden und offenbar von den Operateuren anders definiert. Zwei Drittel der Patienten tragen Windeln, was Ärzte als Vorsichtsmaßnahme sehen und nicht die Unsicherheit und Angst vor Urinverlust registrieren. Patienten befürchten, nach Urin zu riechen, auch wenn im urologischen Sinne die Blase weitgehend kontinent zu sein scheint. Das Gefühl der Unsicherheit führt zu einer erheblichen Einschränkung der Lebensqualität und wird immer wieder beklagt.

Noch gravierender ist die postoperativ schlagartig einsetzende Impotenz. Der Erektionsverlust bedeutet für jeden Mann eine erhebliche Identitätskrise. Nur so ist zu verstehen, dass Männer nichts als so gravierend und belastend empfinden wie der Verlust dieser Körperfunktion. Tritt der Erektionsverlust altersbedingt oder durch andere Erkrankungen langsam auf, kann der Patient ihn besser akzeptieren. Das schlagartige Eintreten der Impotenz postoperativ verhindert eine langsame Verarbeitung dieser Funktionsstörung und ist von Patienten schwer zu ertragen.

Die schwerwiegenden Operationsfolgen führen besonders dann zu einer Enttäuschung, wenn der Patient feststellt, dass es andere Behandlungsmethoden gegeben hätte. Die Patienten fragen, ob nicht eine andere Therapie möglich gewesen wäre. Sie fragen, ob die Heilungsergebnisse der radiologischen Therapie nicht inzwischen fast identisch sind mit denen der radikalen Prostatektomie. Die Inkontinenzrate soll deutlich geringer sein. Durch die Bestrahlung kommt es zwar auch zum Erscheinungsbild der Impotenz, sie entwickelt sich jedoch langsam über einen längeren Zeitraum. Der Patient hat die Möglichkeit, diese Veränderung besser zu verarbeiten und zu akzeptieren.

Von der antihormonellen Behandlung ist keine Heilung zu erwarten. Sie führt zur Wachstumsverzögerung, weil das Prostatakarzinom hormonabhängig wächst. Unbehandelt beträgt die statische Überlebenszeit viele Jahre. Die antihormonelle Behandlung würde den ohnehin langsamen Verlauf dieser Erkrankung zusätzlich verzögern.

Aufgrund der Tumorbiologie des Prostatakarzinoms erinnert der Verlauf mehr an eine chronische Erkrankung als an eine bösartige Krebserkrankung. Aus den USA wissen wir, dass nur einer von acht Männern mit Prostatakarzinom an den Folgen der Erkrankung sterben wird. Wenn dem so ist, ist nicht einzusehen, dass medizinische Maßnahmen die Lebensqualität derartig einschränken und Betroffene an den Folgen der Behandlung mehr leiden als an der Erkrankung selbst. Hinzu kommt, dass krankheitsbedingte Beschwerden erst im Endstadium auftreten. Lediglich aufgrund des PSA-Anstiegs ist eine Progression feststellbar, obwohl der Patient über Jahre symptomfrei bleibt. Behandelt wird in erster Linie die Bedrohung, die von dieser Erkrankung ausgeht. Bei einem gut differenzierten und nicht metastasierten Prostataneoplasma wird eine krankheitsspezifische Überlebensrate von 87 % innerhalb von zehn Jahren festgestellt. Diese Zahl legt die Annahme nahe, ob nicht ein etwas verkürztes Leben mit guter Lebensqualität dem Überleben mit Nebenwirkungen wie Impotenz und Inkontinenz vorzuziehen ist.

Bei meinen Gesprächen mit Betroffenen in den Selbsthilfegruppen ging es weniger um die Frage wie lange, sondern eher wie ein Überleben möglich ist. Aus Angst, einen qualvollen Tod zu erleiden, willigten die meisten Patienten in eine Operation ein. Sie gingen davon aus, postoperativ so weiterleben zu können wie bisher. Es ging ihnen nicht nur darum, das Leben möglichst lange zu erhalten, ebenso wurde ein hohes Wohlbefinden abgestrebt. Auffallend in den Gruppendiskussionen war die Diskrepanz zwischen den Zielen der Behandler und denen der Patienten, die weniger bereit waren, therapiebedingte Nebenwirkungen zu ertragen. Die Bedrohung durch die Erkrankung war unverändert geblieben. Alle empfanden den PSA-Wert wie eine tickende Zeitbombe. Es ist eine Frage der Aufklärung, wie der Patient mit der bleibenden Bedrohung und den Ängsten umgeht, die eine bösartige Erkrankung verursachen. Eine reine Informationsvermittlung, so ausgiebig sie auch sein mag, genügt nicht. Das Maß der Aufklärung sollte individuell angepasst sein. Dazu bedarf es mehrerer

Gespräche über einen längeren Zeitraum. Ziel dieses Aufklärungsprozesses ist die Herstellung einer gemeinsamen Wirklichkeit. Der Patient bleibt der Experte für seinen kranken Körper. Er erhält vom Arzt, dem Experten für die Erkrankung, so viel Informationen, dass er in der Lage ist, über die Behandlung mit zu entscheiden. Die so erhaltene Autonomie des Patienten ermöglicht es ihm, die Nebenwirkungen besser zu ertragen. Die Bedrohung ist weniger belastend, wenn sie mit eigenen Aktivitäten bekämpft wird. In den Selbsthilfegruppen habe ich gelernt, dass die Therapie, für die sich der Patient entschieden hat, mehr stabilisiert als das passive Einwilligen in eine vorgeschlagene Therapie.

Bei der Diagnosestellung bleibt genügend Zeit, das für den Patienten passende Behandlungsschema zu finden. Das Dogma vom Goldstandard der radikalen Operation als einzige kurative Behandlung des Prostatakarzinoms lässt sich nicht mehr halten. Behandlungstechniken, die weniger dramatisch sind und geringere Nebenwirkung haben, werden benötigt und von Patienten gewünscht. Dabei ist wichtig, dass der Therapeut nicht nur die Behandlungsstrategien vertritt, die er gelernt hat und beherrscht. Es liegt im Interesse der betroffenen Patienten, alle möglichen Behandlungsmethoden in die Entscheidung einzubeziehen. Tumor ist eben nicht gleich Tumorerkrankung und Beseitigung des Tumors bedeutet leider nicht immer Heilung von der Krankheit.

4. Die Entfernung der Harnblase als lebensrettende Maßnahme

Im Januar 2020 wird die Hälfte der deutschen Bevölkerung älter als 50 Jahre und weniger als 10 Jahre später älter als 60 Jahre sein. Diese Zunahme der älteren Bevölkerung bedeutet, kombiniert mit einer immer höheren Lebenserwartung eine immer größere Anzahl an Patienten. Darunter befinden sich Patienten mit einem muskelinvasiven Blasentumor und einem immer höher werdenden Risikoprofil.

Diese Patienten sehen wir schon heute. Das Risikoprofil besteht aus einer Kombination von Gefäßerkrankungen verbunden mit der Gabe von Blutverdünnern, chronisch obstruierenden Lungenerkrankungen, Diabetes mellitus, multiple Voreingriffe im Abdomen, Bestrahlungen, lokal fortgeschrittene Tumorsituation usw. Zunehmend werden wir immer häufiger mit Patienten konfrontiert, bei denen wir früher eine Indikation zur totalen Entfernung nicht oder nur äußerst widerwillig gestellt hätten.

Es hat sich auch die Erwartungshaltung unserer Patienten und ihrer Angehörigen an uns Ärzte verändert. Es besteht ein Behandlungswunsch trotz des ausgeprägten Risikos bis hin zu einer „palliativen" totalen Blasenentfernung. Auf der anderen Seite sind wir auch deutlich besser geworden, die Anästhesie ermöglicht neue Behandlungsmethoden, die früher nicht möglich gewesen wären. Wir sind technisch versierter und erfahrener, was sich an wesentlich kürzeren Operationszeiten, deutlich geringeren Blutverlusten und einer kürzeren stationären Verweildauer zeigt.

Und trotzdem ist die Situation für operierende Ärzte schwierig. Wenn auch technisch vieles machbar ist, besteht ein ethisches Problem: Nützt der massive Eingriff dem Patienten wirklich? Geht es hier auch um die Befriedigung ärztlicher Möglichkeiten? Oder schlimmer auch um die Befriedigung des DRG-Systems?

Wie gehen Ärzte damit um?

Präoperativ sollte immer und ausschließlich der jeweilige Operateur persönlich mit diesen Patienten gegebenenfalls auch zusammen mit den begleitenden Angehörigen ein umfangreiches Vorgespräch führen. Wichtig ist die Realität, in aller Offenheit zu besprechen.

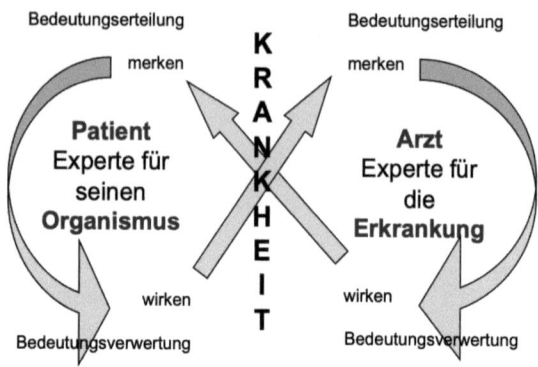

Abbildung 1: Darstellung der Patienten-Arzt-Intervention

Bei dem Gespräch bleibt der Patient immer der Experte für seinen individuellen Organismus, den keiner besser kennt als er selbst. Der Operateur ist der Experte für die spezielle Erkrankung. Die Krankheit ist das, was beide verbindet. Bei uns ist Aufklärung ein Prozess und erst wenn in dem Aufklärungsgespräch beide, Patient und Arzt, als Experten für unterschiedliche Bereiche Einigung erzielt haben, kann es zu einer vertrauensvollen Arzt-Patienten-Beziehung kommen, die eine der wichtigsten Voraussetzungen für eine erfolgreiche therapeutische Intervention ist (siehe Abbildung 1).

Der Patenten muss wissen, was es bedeutet, ein in seiner Funktion nicht eingeschränktes Organ zu opfern. Er muss die künstlich neu geschaffene Urinentleerung als bleibendes Handicap akzeptieren. Zusätzlich gibt es keine absolute Garantie dafür, dass er von dem bösartigen Tumor mit Entfernung der Blase mit absoluter Sicherheit geheilt worden ist. Erst der anschließende histologische Befund zeigt, wie weit das muskelinvasive Tumorwachstum letztlich fortgeschritten ist.

Erst wenn der Betroffene persönlich von dieser organentnehmenden Therapie überzeugt ist und sie ausdrücklich wünscht und auch seitens der Anästhesie keine Einwände bestehen, sollte dieser Eingriff durchgeführt werden. Jederzeit haben der Patient und Arzt die Gelegenheit, sich gegen diesen Eingriff zu entscheiden. Letztlich ist das Vertrauen und der Glaube an den Erfolg der gewählten Therapie ein entscheidende Faktoren, die zusammen individuelle Selbstheilungskräfte von erheblicher Bedeutung mobilisieren und viel zu selten berücksichtigt werden.

Zusammenfassend ist festzuhalten, dass selbst bei Hochrisikopatienten ein gravierender Eingriff wie eine totale Entfernung der Blase möglich ist. Ausdrücklich ist jedoch zu betonen, dass jeder Patient mit einem derartigen Risikoprofil im Vorfeld umfangreich aufgeklärt werden sollte. Leitlinien ohne Berücksichtigung der individuellen Bedürfnisse sind dabei wenig hilfreich. Unverändert gilt für Operateure die Maxime von Ferdinand Sauerbruch: „Man hüte sich vor der Eitelkeit des Fingerfertigen, der mehr riskiert, als für den Kranken zu gewinnen ist."

Andererseits sollten Patienten, bei denen ein derartiger Eingriff nicht möglich ist, nicht das Gefühl haben, dass von diesem Zeitpunkt an nichts mehr für sie getan werden kann. Spätestens jetzt beginnt die eigentliche und anspruchsvolle ärztliche Tätigkeit: Es geht nicht mehr darum, mit perfektem technischen Aufwand einen somatischen Defekt zu reparieren, sondern dem Patienten dabei zu helfen, mit der bösartigen Veränderung zu leben und ihn gegebenenfalls darin zu unterstützen, dieses Leben in Würde zu verlassen.

5. Woran sterben wir, an der Diagnose oder am Tumor?

Alle wünschen sich Gesundheit bis an das Ende ihres Lebens. Was heißt das? Gesundheit heißt nicht nur körperliche Unversehrtheit, sondern gleichermaßen ein psychosoziales Wohlbefinden.

Was bedeutet das? Sich wohl zu fühlen, zufrieden und glücklich zu sein, ist ein Zustand, den wir uns immer wieder neu erarbeiten müssen.

Wie geht das? Vertrauensvolle Verbundenheit und wertschätzende Anerkennung sind Grundbedürfnisse, die bereits intrauterin von Bedeutung sind. Schon dort sind wir innig miteinander verbunden und wachsen ständig über uns hinaus. Wenn die Befriedigung dieser beiden Grundbedürfnisse auch im weiteren Leben gelingt, stellt sich Wohlbefinden ein. Worauf ist dabei zu achten? Es ist nicht immer einfach, in einer haltgebenden Beziehung Urvertrauen und zugleich eine autonome Identität zu entwickeln. Wir orientieren uns an inneren Bildern, die von Bezugspersonen geprägt sind. Das sind zumeist Mütter, wenn wir Glück haben auch präsente Väter, Lehrer, Ausbilder und Kollegen.

Was passiert jedoch, wenn unsere inneren Bilder nicht erfüllt werden können?

In solchen Situationen gerät unser Gehirn in eine Stresssituation. Wenn es gelingt, eine Lösung für das Problem zu finden, stellt sich erneut Wohlbefinden ein. Wir sind wieder glücklich und zufrieden. Es stellt sich jedoch Resignation ein, weil wir glauben, den Anforderungen nicht zu entsprechen. Wir befürchten eine gesellschaftliche Ausgrenzung und eine innere Unruhe macht sich breit. Am Ende einer Stresskaskade werden Katecholamine und Cortisol ausgeschüttet. Dieser Zustand macht nicht nur aggressiv, sondern auch depressiv. Eine stressbedingte dauerhafte Aktivierung des Vegetativums bei anhaltend hohem Cortisolspiegel wirkt krank machend auf alle Organsysteme.

Was passiert unter diesen Bedingungen im Organismus?

Körperliche und psychische Prozesse beeinflussen sich gegenseitig. Nerven-, Hormon- und Immunsystem stehen über Nerven, Neurotransmitter, neuroendokrine und immunologische Botenstoffe in enger funktioneller Beziehung. Chronischer Stress schwächt nicht nur das Immunsystem bei der Abwehr von Entzündungen (Herpes), führt zu erneuten Schüben bei Autoimmunerkrankungen (Lupus Erythematodes) und reduziert nachweislich die antitumorale Abwehr oder begünstigt die Entstehung von Karzinomerkrankungen. Ständig kommt es im Organismus zu Fehlbildungen, die nur von einem intakten Immunsystem kontrolliert und abgewehrt werden können. Hier vollzieht sich die eigentliche „interne" Vorsorge, längst bevor unsere gegenwärtige Vorsorge bei Tumorerkrankungen zum Tragen kommt.

Welche psychosozialen Faktoren sind dabei von besonderer Bedeutung?

Besonders die Angst ist ein psychischer Belastungsfaktor, der hinsichtlich seines Einflusses auf das Immunsystem und damit auf die Krebserkrankung nicht ernst genug genommen werden kann.

Worauf ist bei der Forschung über derartige Vorgänge zu achten?

Angst basiert auf individuellen Erfahrungen, die jeder Mensch im Verlauf seines Lebens gemacht hat. Forschungsansätze über derartige Zusammenhänge sind nur in Einzelfallstudien möglich. Die herkömmlichen Gruppenforschungsdesigns sind für diesen Zweck ungeeignet.

Was bedeutet diese Erkenntnis für die Therapie?

Therapeutisch sollte der Mensch als Individuum im Vordergrund stehen. Der statistisch berechnete Charakter einer Tumorerkrankung (Nomogramme) sagt nichts über den individuellen Verlauf aus und ist bei einer ungünstigen Prognose eher zusätzlich belastend bzw. Angst machend.

Was sollte am therapeutischen Verhalten verändert werden?

In erster Linie sollte die individuelle Bedeutung einer Erkrankung für den jeweiligen Patienten hinterfragt werden. Oft werden Tumorerkrankungen als lebensbedrohlich empfunden. Erstmals wird Betroffenen die Endlichkeit des Lebens bewusst. Die Krebsdiagnose ist ein optimaler Zeitpunkt, Bilanz zu ziehen, weil es sich um einen Zustand handelt, zu dem noch viel verändert oder nachgeholt werden kann. Therapeutisch besteht die Möglichkeit, aus einer deprimierenden Situation mit negativem Dauerstress eine Herausforderung an das Leben zu machen.

Wie soll das funktionieren?

Das Leben neu zu überdenken, kann bedeuten, dem Leben noch einmal mit neuem Mut und Motivation einen Sinn zu geben. Es sollte das Ziel sein, am Ende des Lebens eine Gewissheit darüber zu haben, mit dem zufrieden zu sein, was wir im Leben erreicht haben. Wenn das gelingt, ist es nicht mehr so wichtig, wie lange wir leben. Selbst bei fortgeschrittenen Tumorstadien sind derartige Überlegungen nicht nur möglich, sondern auch sinnvoll.

Welchen Einfluss hat diese Haltung auf den Tumorverlauf?

Eine progressive Lebensgestaltung ist die beste Möglichkeit, negativen Dauerstress zu vermeiden. Resignation und Hilflosigkeit führt im vegetativen System zu einem schädigenden hohen Cortisolspiegel, der vermieden werden muss. Sogar eine Chemotherapie ist unter diesen Bedingungen unwirksam. Es wird jedoch immer wieder von Spontanheilungen bei Patienten berichtet, die nach der einschneidenden Diagnose ihr Leben komplett und mehr in ihrem Sinn verändert haben.

Ist das der Aufbruch in eine neue Medizin?

Ja, das was Hausärzte von früher intuitiv richtig gemacht haben, indem sie Patienten als Person in den Vordergrund stellen, wird heutzutage von psychoneuroimmunologischer Seite für unausweichlich gefordert. Der Mensch als Individuum ist von Bedeutung und nicht die Krankheit, an der er erkrankt ist. Krankheiten sind ein Hinweis auf das, was einem Patienten „fehlt". Die alleinige somatische Diagnostik ohne Bezug zu der betroffenen Person hilft lediglich der Feststellung, was ein Patient „braucht". Und das entspricht häufig nicht dem, was ihm fehlt. Nur in einer vertrauensvollen Arzt-Patienten-Beziehung können wir den Bedürfnissen der Patienten gerecht werden.

Was belastet den Patienten mehr: die Diagnose oder der Tumor?

Heutzutage bedeutet die Diagnose Krebs eine die Existenz bedrohende akute Lebenskrise. Alle in diesen Zusammenhang gemachten Erfahrungen sind schlagartig präsent. Gegen das unwillkürliche Erleben dieser Bedrohung können wir uns willentlich nicht wehren. Daher sollte die ärztliche Aufmerksamkeit in erste Linie auf dieses spezielle Problem gerichtet sein. Wichtig ist, die unterschiedliche Bedeutung dieser Diagnose für jeden einzelnen Patienten im Hier und Jetzt ausgiebig zu erörtern. So wie wir Ärzte als Spezialisten für eine Erkrankung sind, sollten Patienten Spezialisten für ihren Organismus bleiben. Daher gilt es in erster Linie, herauszufinden, was die Betroffenen selbst dazu beitragen können, die Situation zu verbessern. Wenn es gelingt, Patienten eigenständig mit an der Entscheidungsfindung zu beteiligen, geben wir ihnen die Möglichkeit, das Geschehen als persönliche Herausforderung zu sehen. Nur so ist es möglich, die unwillkürliche Angst und damit den schädigenden Einfluss auf unser Abwehrsystem im immunologischen Bereich zu reduzieren.

Wenn es nicht gelingt, die chronische Angst zu beherrschen, die von einer Krebsdiagnose ausgeht, kommt es im weiteren Verlauf zu einer bleibenden Schwächung der körpereigenen Tumorabwehr.

Medizinische operative, radiologische oder chemotherapeutische Maßnahmen helfen zusätzlich dabei, die körpereigene Entgleisung zu korrigieren. Sie sind nur dann mit allen Nebenwirkungen zulässig, wenn sie im weiteren Verlauf subjektiv empfundene Lebensqualität deutlich verbessern.

Aber auch Ärzte sollten lernen, los zu lassen. Wichtig ist nicht nur für Patienten zu akzeptieren, dass das Leben endlich ist. Besonders wenn die medizinischen Möglichkeiten ausgeschöpft sind und der Patient „ausbehandelt" ist, besteht die eigentliche ärztlich Aufgabe darin, dem Patienten dabei zu helfen, das Leben in Würde zu beenden. Diese Bereitschaft sollte gegeben sein, denn wenn Ärzte verweigern, diese wichtige Aufgabe zu übernehmen, kommen Wunderheiler zum Einsatz und das darf nicht passieren.

6. Meine Meinung zur zweiten Meinung

Eine zweite Meinung ist überflüssig, wenn medizinische Maßnahmen von einer großen Mehrheit anerkannt werden. Sie ist sinnvoll, wenn Betroffene Angst vor den Folgen einer Behandlung haben. Andere hörten von einer Behandlungsmethode, die angeblich besser sein soll.

Ärzte empfehlen eine Strategie, die ihren subjektiven Erfahrungen nach besonders effektiv erscheint. Aus dieser Sichtwiese ergeben sich unterschiedliche Empfehlungen. Ein Chirurg empfiehlt seine Methode der Tumorchirurgie. Im Gegensatz dazu ist ein Radiologe überzeugt, dass eine Bestrahlung gleichwertig effektiv, wenn nicht sogar schonender sein kann. Vergleichende Statistiken belegen die jeweilige Effektivität der Methode. Ist ein Verfahren überlegen, wird es solange propagiert, bis die Konkurrenzmethode durch Weiterentwicklung den Vorsprung zumindest aufgeholt hat, selbst dann, wenn der neueste Stand der statistischen Erkenntnisse vorliegt, nützt es dem Betroffenen wenig, weil eine Statistik **nichts** über sein Einzelschicksal aussagt.

Noch komplizierter wird es beim Prostatakarzinom. Neben Operation oder Bestrahlung als konkurrierende Methoden sind andere therapeutische Maßnahmen möglich. Bei mehreren Behandlungsmethoden ist davon auszugehen, dass keine Methode tatsächlich überlegen ist. Daher ist es schwierig, herauszufinden, welche Behandlung für den jeweiligen Patienten geeignet ist.

Anhand von Autopsiepräparaten wissen wir, dass bei jedem dritten 50-jährigen Mann ein latentes Prostatakarzinom gefunden werden kann. Gott sei Dank kommt es nur in weniger als 20 % zu einer Krebserkrankung. Andererseits hat jeder Dritte 50-jährige Mann mit einer Wahrscheinlichkeit von über 80 % ein nachweisbares Prostatakarzinom, das nicht zu einer Krebserkrankung führen wird.

Unverändert bedeutet die Diagnose Krebs eine existentielle Bedrohung, die aber nur berechtigt ist, wenn eine entsprechende

Erkrankung vorliegt. Da wir nicht wissen, wer davon betroffen ist, müssen wir theoretisch jeden Dritten 50-jährigen Mann operieren, weil eine möglichst frühe radikale Tumorentfernung unverändert als erfolgreichste chirurgische Intervention gilt.

Diese Feststellung ist jedoch kein Argument gegen die Vorsorgeuntersuchung. Nur darf die Vorsorgeuntersuchung nicht dazu dienen, bedrohliche Veränderungen zu entdecken, aus der keine bösartige Erkrankung wird.

Meiner Meinung nach ist es daher berechtigt, beim Prostatakarzinom bezüglich Diagnostik und Therapie abzuwarten. Ein einzelner PSA-Wert sollte nicht, wie häufig zu beobachten ist, eine Panikreaktion auslösen. Erst die Veränderung der Befunde im Verlauf ist ein Beweis für einen wachsenden Tumor. Die abwartende Haltung ist berechtigt, wenn zu einem späteren Zeitpunkt jederzeit eine effektive Behandlung mit Ausnahme der radikalen Chirurgie möglich ist. Wichtig ist auch in diesem Zusammenhang zu wissen, dass es bisher nicht gelungen ist, selbst unter Zuhilfenahme aller Behandlungsmethoden die Lebenserwartung aller Betroffenen statistisch entscheidend zu verbessern.

Wenn, wie neuerdings in Hamburg mithilfe von Hochglanzbroschüren und Pressemitteilungen eine zweite Meinung bezüglich der momentan besten radikalen Methoden zur Behandlung eines früh entdeckten Prostatakarzinoms und auch dessen weitere Behandlung angeboten wird, frage ich mich, ob dieser Eingriff für Betroffene hilfreich ist?

Unter Zuhilfenahme einzelner Messwerte dienen Nomogramme der statistischen Vorhersage bezüglich der Verläufe von Tumorerkrankungen. Bei ungünstigen Prognosen ist diese Information sehr verunsichernd. Wenn zusätzlich angeboten wird, die existierende Histologie zu überprüfen, hat dies dazu geführt, dass bereits behandelte Patienten in der Annahme falsch behandelt worden zu sein, besorgt nachgefragt haben.

Die sogenannte Martini-Konsult-Zweitmeinung bietet das Wissen, die Erfahrung und die Qualifikation von Spezialisten an. In der heutigen modernen Medizin ist es berechtigt, auf vorhandene Kompetenz entsprechend hinzuweisen, die aber nicht dazu führen darf, die Kompetenz anderer indirekt in Frage zu stellen.

Nach der Gebührenordnung für Ärzte muss die Zweitmeinung privat bezahlt werden und kann bis zu 900 € kosten. Die Institution bezeichnet sich selber als ein Unternehmen des UKE. Bei entsprechender Aufmachung in der bereits erwähnten, bebilderten und zweisprachigen Hochglanzbroschüre erinnert mich diese an Unternehmen, die in erster Linie Profitinteressen verfolgen.

Streit und auch Meinungsverschiedenheiten unter Ärzten sind Voraussetzung für neue Entwicklungen. Jenseits meiner beruflichen Laufbahn lehne ich jedoch eine Entwicklung, entschieden ab, bei der es offensichtlich vorrangig um wirtschaftliche Interessen geht. Für mich ist daher die Frage viel wichtiger, wie Patienten damit umgehen.

In einem Wochenendseminar der Thure von Uexküll-Akademie für integrierte Medizin trafen sich 25 Ärzte aus unterschiedlichen Fachrichtungen, um gemeinsam darüber nachzudenken, welche Voraussetzungen gegeben sein müssen, um eine **Passung** in der Arzt-Patienten-Beziehung herzustellen. Nach systemtheoretischen, analytischen, linguistisch, hausärztlichen und philosophischen Überlegungen war im Anschluss die persönliche Vorstellung eines 42-jährigen Unternehmers sehr beeindruckend, der als glücklicher Familienvater von zwei kleinen Kindern an einem fortgeschrittenen Sigmakarzinom mit Sigmaresektion, Anus praeter und später operierten Lebermetastasen erkrankt war.

Eine zweite Meinung war für ihn nie von Bedeutung. Wichtig für ihn war die Kunst, jederzeit den für ihn richtigen Arzt zu finden. Dies kann der Hausarzt sein, der im richtigen Moment an den Spezialisten überweist. Statistiken und Informationen aus dem Internet waren ebenfalls nicht hilfreich. Er empfand diese Art der

Auseinandersetzung mit der Erkrankung sehr verunsichernd. Wichtig war für ihn das uneingeschränkte Vertrauen in den jeweils behandelnden Arzt in seiner Funktion als Chirurg, Radiologe, Onkologe und Psychotherapeut, der als Coach für die weitere Lebensplanung diente.

Ich meine, dass Patienten, die nach einer zweiten Meinung fragen, auf der Suche nach einem Arzt sind, dem sie bedingungslos vertrauen können. Wir sollten Patienten dabei helfen, den zu finden, der diese Bedingung erfüllt. Wenn wir unsere Kompetenz zur Verfügung stellen, ist es wichtig, es dem Betroffenen zu überlassen, selbst zu entscheiden, ob er sich unseren Behandlungsvorschlägen anvertrauen kann. Erwartet wird absolute Ehrlichkeit. Patient wollen in ihrer Not verstanden werden. Dabei geht es um mehr, als nur ein krankes Organ möglichst ohne Nebenwirkungen zu entfernen.

Die Diagnose Krebs ist primär eine Passungsstörung auf histologischer Ebene. Die malignen Zellen passen nicht in die Struktur der übrigen Gewebezellen. Die Diagnose Krebs bedeutet aber auch eine Passungsstörung im psychosozialen Bereich, die gleichwertig beachtet werden sollte. Vergessen wird, dass Betroffene auch auf dieser Ebene Hilfe wünschen. Wichtig ist, ihnen dabei zu helfen, wieder ins Leben zurückzufinden. Dabei hilft der Arzt mit seinen Erfahrungen im Umgang mit der Erkrankung. Der Patient muss seine Erfahrung im Umgang mit Lebenskrisen einbringen, denn um eine solche handelt es sich bei der Diagnose Krebs. Die Kommunikation über diese unterschiedlichen Erfahrungen dient dazu, Passungsstörungen auf allen Ebenen zu beseitigen. Die optimale operative, radiologische oder onkologische Behandlung ist nur ein Teil der Intervention. Erst wenn auch die psychosozialen Probleme gleichermaßen gelöst werden, kommt es zur Passung in der Arzt-Patienten-Beziehung. Der Patient fühlt sich geborgen. Er hat, weil er an dem Vorgehen mitbeteiligt war, absolutes Vertrauen in die Behandlung. Es sollte immer eine gemeinsam erarbeitete Lösung des Problems angestrebt werden.

Eventuelle Nebenwirkungen werden so wesentlich besser ertragen. Im Gegensatz dazu sind Nebenwirkungen unerträglich, wenn sich Betroffene zu einer Behandlung überredet fühlen oder wenn sie aus Angst in etwas eingewilligt haben, von dem sie später nicht mehr überzeugt sind. Erst wenn der Kommunikationsprozess abgeschlossen ist und der Patienten den richtigen Weg gefunden, sollte gehandelt werden. Eine zweite Meinung ist dann nicht mehr erforderlich.

7. Penile Rehabilitation ist ein Zusammenspiel aus Körper und Psyche

Der Anteil der erektilen Dysfunktion nach totaler Prostataentfernung wegen eines Prostatakarzinoms schwankt zwischen 29 und 90 %. Die Mehrzahl der betroffenen Männer gibt postoperativ einen erhöhten Leidensdruck an. Obgleich 70 % eine Beratung von einem Urologen erhalten haben, bekommt nur etwa jeder Dritte auch eine Therapie, die idealerweise somatisch und psychotherapeutische Ansätze kombinieren sollte.

Das Konzept der penilen Rehabilitation umfasst den frühen postoperativen Einsatz, um den Mann erektionsfördernd zu behandeln. Es ist das Ziel, frühzeitig postoperative Erektionen zu generieren, die die funktionelle Integrität der glatten Schwellkörpermuskulatur erhalten. Langfristig soll hierdurch die spontane, möglichst medikamentenunabhängige Erektionsfähigkeit wieder hergestellt werden.

Wichtig ist vor allem, dem Patienten vor einem geplanten Eingriff wie einer radikalen Prostataentfernung wegen eines Prostatakarzinoms, zu erklären, dass eine penible Rehabilitation lediglich dem Versuch dient, die Erektionsfähigkeit wiederzuerlangen, die vor der Operation bestand. Bei bereits vorab bestehende erektile Dysfunktion, wie sie bei älteren Männern jenseits des 60. Lebensjahres häufig anzutreffen ist, wird hingegen keine Verbesserung über das Maß der erektilen Funktion vor einer Operation mehr zu erwarten sein.

Die derzeit gültige S3-Leitlinie zur Therapie des Prostatakarzinoms schlägt in Abhängigkeit vom Nervenerhaltungsgrad die folgenden medikamentösen bzw. auf Hilfsmittel basierenden Ansätze vor:

Bei Nervenschonung gelten PDE-5-Hemmer als das Mittel der Wahl zur Behandlung der postoperativen erektilen Dysfunktion. Unabhängig von einer nervenerhaltenden Operation oder bei Versagen der PDE-5-Hemmer können auch Alprostadil (intraurethral), intrakavervenöse Injektionen oder die Vakuumpumpe in Kombination mit einer Physiotherapie eingesetzt werden. Der Bedarf einer psychoonkologischen Betreuung zur Unterstützung der Krankheitsverarbeitung soll zudem geprüft und entsprechende Maßnahmen sollten gegebenenfalls angeboten werden.

Viele Patienten lassen sich von der vermeintlichen Fülle an Therapieangeboten zum (Irr-)Glauben daran verleiten, sie werden 100 % ihre erektile Funktionsfähigkeit wiedererlangen können. Diese falschen Versprechungen sollten bereits im Aufklärungsgespräch vor dem Eingriff ausgeräumt werden. Nicht selten bleiben die therapeutischen Ansätze hinter den Patientenerwartungen zurück, was zu Enttäuschungen führt. Nach 18 Monaten nehmen beispielsweise nur noch 50 % der Männer einen PDE-5-Hemmer, von denen schließlich 73 % die Einnahme gänzlich stoppen, weil der Therapieerfolg nicht den Erwartungen entspricht oder sich die partnerschaftliche Anziehung abgeschwächt hat.

In Falle eines frühen Therapieversagens der PDE-5-Hemmer spielen dann je nach Patientenwunsch die unabhängig von einer Nerverhaltung wirksamen Therapieregime, wie z. B. Alprostadil, eine größere Rolle während der Rehabilitation. Dennoch bleibt festzustellen, dass der Fokus der aktuellen S3-Leitlinie auf der mechanischen Wiederherstellung der Erektionsfähigkeit nach operativen Eingriffen viel zu kurz gedacht ist. Zwar führt die Leitlinie mit Blick auf die psychosoziale Versorgung aus, dass die Erektionsfähigkeit als ein wichtiger Bestandteil einer umfassenden onkologischen Behandlung erachtet wird. Jedoch kommt der psychotherapeutischen Behandlung noch immer nicht die gleichberechtigte Stellung neben den medikamentösen Behandlungsformen zu, die sie verdient hätte. Dabei ist gerade die Erektion des Mannes im sexuellen Miteinander eines Paares nicht als isolierter rein körperlicher Vorgang zu verstehen.

Sexualität ist das Bedürfnis zu einem anderen, der sexuell stimulierend wirkt, Nähe herzustellen. Wir fühlen uns angezogen und haben das Bedürfnis, mit ihm zu verschmelzen. Dabei ist die Penetration beim Geschlechtsverkehr das Optimum an erreichbarer Nähe. Um dies zu ermöglichen, benötigen Männer die Erektion und Frauen die Lubrikation. Diese Funktionen sind die somatische Reaktion auf sexuell stimulierende Gefühle, wie das Weinen eine somatische Reaktion auf ein Gefühl von Traurigkeit ist.

Bei sexuell stimulierenden Gefühlen kommt zum Tragen, wie wir mit Gefühlen von Nähe und Geborgenheit umgehen. Prägend ist hier bereits die Beziehung als Säugling zur Mutter. Ähnliches wiederholt sich später in einer Liebesbeziehung. Wir müssen lernen, mit Abhängigkeit und Autonomie und mit der Sicherheit in der Rolle als Mann bzw. Frau umzugehen. Das rollenspezifische Selbstbewusstsein wird durch negative oder positive Vorbilder geprägt. Kinder sind neugierig (Doktorspiele) und haben nach Freud eine „polymorph perverse" Sexualität, die später in einer Liebesbeziehung wieder praktizierbar ist – nach dem Motto: Erlaubt ist, was „beiden" gefällt. Dabei ist Kreativität gefragt. Erst das spätere Umfeld vermittelt bei Kindern Schamgefühle.

Jungen masturbieren vor der Pubertät auch miteinander und erlangen so Sicherheit im Umgang mit ihren sexuellen Funktionen. Mädchen entwickeln im Vergleich zu Jungen präpubertär eher eine schwärmerische Sexualität und eine weniger genital orientierte Sexualität.

Diese Kriterien bewirken, dass alle Menschen eine ureigene, höchst individuelle sexuelle Welt entwickeln, die so eigen ist, wie wir jeden Menschen als ein Individuum von anderen unterscheiden können. Zwischenmenschliche Erfahrungen, Vorlieben, Abneigungen, Praktiken und Erlebnisweisen ergeben ein entsprechend individuelles sexuelles Profil.

Dieser Unterschied macht Sexualität so spannend.

Viele scheitern aber gerade daran, weil ureigene Bedürfnisse zum Tragen kommen, die uns äußerst verletzlich machen. Eine Beziehung lebt von der gemeinsamen Bewältigung der Mangelhaftigkeit und nicht von der Perfektion des Einzelnen. Jeder möchte bewundert werden, aber „liebenswert" sind doch die kleinen Schwächen, die jeder hat und mit denen wir uns arrangieren können. Aber aus Angst, dann den Ansprüchen nicht mehr zu entsprechen und verlassen zu werden, bagatellisieren wir den Unterschied, anstatt uns damit gemeinsam „kommunikativ" auseinanderzusetzen. Beim ersten Geschlechtsverkehr ist sicheres Funktionieren eine wichtige Voraussetzung. Sollte es bereits hier zu Störungen kommen, sind diese negativen Erfahrungen lebenslang von Bedeutung.

Die somatischen sexuellen Funktionen sind immer eine Reaktion auf emotionale willentlich nicht beeinflussbare sexuelle Reize. Die Intensität von Stimulation und Reaktion muss erlernt werden. Die Anzahl der erforderlichen neurologischen Verknüpfungen oder der Vernetzungsgrad ist nutzungsabhängig.

Diese Zusammenhänge sollten bei einer sexuellen Beratung präoperativ vor entsprechenden Eingriffen bekannt sein. Nur so ist es möglich, einen genauen und aktuellen Istzustand zu eruieren, was ohne begleitenden Partner kaum möglich ist. Bei operativ bedingten somatischen Veränderungen können diese nur akzeptiert werden, wenn postoperativ akzeptable Alternativen möglich sind. Dabei sollte „**nicht**" davon ausgegangen werden, den alten Istzustand postoperativ mit allen Mitteln der modernen Medizin wieder herzustellen. Jede Veränderung im somatischen oder auch psychosozialen Bereich hat einen Einfluss auf das spätere sexuelle Verhalten. Wir müssen immer wieder erneut lernen, die Veränderungen in unser Verhalten zu integrieren.

Wichtig ist, eine auf diese Weise gestaltbare Sexualität bereits präoperativ zu erörtern. Nur so lassen sich später Enttäuschungen vermeiden. Männer können auch ohne Erektion sexuelle Befriedigung (Orgasmus) erfahren. Nicht zutreffend ist die Vorstellung, dass für Frauen die Erektion des Mannes und die Penetration von großer Bedeutung für die sexuelle Befriedigung sind. Richtig ist dagegen, dass jeder „selbst" für seine Befriedigung zuständig ist.

Alle Versuche einer „Rehabilitation" im orthopädischen Sinne, angefangen mit der Vakuumpumpe über die durchblutungsfördernden Maßnahmen mit PDE-5-Hemmern zur Vermeidung von Fibrosen und die künstliche Erektion mit Alprostadil, weckt lediglich Hoffnungen, die nach meinen Erfahrungen immer in Enttäuschungen enden.

Ich spreche mit Betroffenen über diese Möglichkeiten und bin bereit, ein Ausprobieren zu ermöglichen, habe es aber nie erlebt, dass derartige Maßnahmen als Dauerlösung akzeptiert wurden. Diese Beobachtung entspricht ganz und gar nicht den oft doch sehr optimistischen Darstellungen der Pharmaindustrie. Es wird die Illusion vermittelt, die gestörte Erektion als Ausdruck einer lädierten Männlichkeit müsse mit allen Mitteln repariert werden. Lädierte Männlichkeit ist aber kein somatisches Problem!

Wichtig ist, darauf aufzubauen, was vorhanden ist. (Die Erektion ist ja nur ein Teil der sexuellen Bedürfnisse.) Tatsächlich ist häufig mehr vorhanden, als vermutet wird. Als irreführend erweist sich die Vorstellung, sich ausschließlich darauf zu konzentrieren, wie es sein müsste. Für mich ist es immer wieder überraschend, wie unrealistischen Erwartungen zu massiven Enttäuschungen führen. Oft ist es möglich, auch mit weniger zufrieden zu sein. Unter diesen Gesichtspunkten lässt sich immer eine zufriedenstellende Lösung finden, die von beiden akzeptiert wird.

8. Abwarten und zurückhaltend agieren als Behandlungsalternative

Patienten, die bei dringendem Verdacht, an einem bösartigen Tumor erkrankt zu sein, aber gegen den ärztlichen Rat eine weiterführende Diagnostik ablehnen, bleiben im weiteren Verlauf ihren Ärzten nur dann treu, wenn diese ihnen signalisieren, ein solches Verhalten zu akzeptieren.

Erstaunlicherweise habe ich dies nie bei Erkrankungen erlebt, bei denen Betroffene nach einer entsprechenden Behandlung schnell und sicher wieder gesund wurden. Ich kann verstehen, wenn Patienten eine weitere Diagnostik erst einmal ablehnen und wenn es sich dabei um eine Erkrankung handelt, die vorerst nur eine Bedrohung darstellt, wie es in der Urologie beim Prostatakarzinom der Fall ist.

Wir wissen, dass jeder dritte Mann über 50 Jahre ein latentes Prostatakarzinom hat. Und wir wissen auch, dass nur 13 % dieser Männer tatsächlich daran erkranken. Andererseits sind wir auf dem besten Wege im Rahmen der Vorsorgeuntersuchung bei all diesen Männern, bei denen ein Prostatakarzinom lediglich schlummert, ein solches bereits diagnostizieren können. Wir wissen jedoch nicht, ob diese Patienten daran erkranken oder zu denen gehören, bei denen das nachgewiesene Karzinom nicht in Erscheinung treten würde. Anhand von Nomogrammen ist zwar eine Aussage darüber möglich, wie sich dieser Tumor im weiteren Verlauf verhalten könnte. Es handelt sich dabei aber um einen statistischen Wert und der sagt nichts darüber aus, wie sich das Geschehen im Einzelfall entwickeln wird.

Aus diesen Gründen habe ich Verständnis dafür, wenn sich Patienten erst einmal abwartend verhalten. Der Rat von ärztlichen Kollegen, sich diese Entscheidung auch schriftlich bestätigen zu lassen, ist meines Erachtens überflüssig, weil das Vertrauensverhältnis zum Patienten damit gestört wird. Ich habe auf eine derartige Absicherung nie zurückgegriffen.

Speziell die Männer, bei denen im Rahmen der Vorsorgeuntersuchung aufgrund einer minimalen PSA-Veränderung mehrere Gewebeproben aus der Prostata entnommen werden und bei dann in der feingeweblichen Untersuchung ein Prostatakarzinom diagnostiziert wird, sind massiv verunsichert. Es darf nicht sein, dass lediglich eine geringe Veränderung eines Blutwerts aus einem gesunden Mann ein Individuum mit einer bedrohlichen und todbringenden Erkrankung macht. Daher sollte es möglich sein, anstatt einer vorschnellen Gewebeprobe erst einmal den weiteren Verlauf des PSA-Werts zu beobachten. Eine PSA-Wert-Erhöhung ist kein Beweis dafür, dass es sich um ein Prostatakarzinom handelt. Es ist lediglich ein Hinweis dafür, dass sich etwas an der Beschaffenheit der Prostata verändert, und somit ein idealer Messwert, der dazu dienen könnte, das Geschehen in der Prostata zu überwachen. Auch andere Veränderungen wie Entzündungen und gutartige Vergrößerungen können den PSA-Wert beeinflussen. Erst ein kontinuierlicher Anstieg gibt Anlass zu der Vermutung, dass es sich um einen wachsenden Prozess in der Prostata handelt, bei dem es sich um einen größer werdenden Tumor handeln könnte. Mit einer Gewebeprobe ist es dann möglich, festzustellen, ob es sich dabei um einen bösartigen Prozess handelt.

Bei nachgewiesener Bösartigkeit eines Prostatatumors wird die Frage zum Dilemma, wie wir uns im weiteren Verlauf verhalten sollten. Denn die Möglichkeiten schwanken zwischen einem abwartenden Beobachten und einem Nichtstun bis hin zur radikalen Entfernung der Prostata mit all ihren Folgen wie Impotenz und Inkontinenz.

Eine vollständige Heilung ist bei der totalen Entfernung der Prostata zu erwarten, aber die Bedrohung durch diese Erkrankung bleibt weiterhin erhalten, weil regelmäßige Kontrollen notwendig sind, um zu überprüfen, ob es wirklich gelungen ist, alle bösartigen

Anteile komplett zu entfernen. Trotz schonender Operationsverfahren ist die Erektionsfähigkeit weitgehend so in Mitleidenschaft gezogen und Geschlechtsverkehr nur mit störenden Hilfsmitteln eingeschränkt möglich. Diese Bedingungen führen dazu, dass sexuelle Aktivitäten im weiteren Verlauf meistens vollständig eingestellt werden.

Zur Inkontinenz kommt es postoperativ häufiger als prognostiziert und wird von Operateuren oft falsch eingeschätzt, weil viele Patienten später sicherheitshalber Vorlagen tragen. Sie haben Angst aufgrund der lästigen Verunsicherung, bei ruckartigen Bewegungen tröpfchenweise Urin zu verlieren,

Anstatt einer Operation ist auch eine Bestrahlung der Prostata mit dem Ziel der vollständigen Heilung möglich. Diese Behandlung ist von außen oder mit einer Bestrahlung von innen über mehrere Punktionen in die Prostata möglich. Dabei ist zwar die Gefahr einer anschließenden Inkontinenz weitgehend gebannt, langfristig beeinflusst aber auch diese Behandlungsmethode die Erektionsfähigkeit.

Schon vor 80 Jahren gab es den Nobelpreis für die Entdeckung, dass das Prostatakarzinom hormonabhängig wächst. Damit ist die Androgenblockade eine der ältesten und bewährten Behandlungsmethoden. Heutzutage ist es möglich, das männliche Androgen Testosteron mit einer vierteljährlichen Depotinjektion zu blockieren, um so das weitere Wachstum eines Prostatakarzinoms zu bremsen. Aber auch bei dieser Behandlungsmethode muss die Potenz geopfert werden und es kann im weiteren Verlauf zu Therapieversagern kommen.

Diese völlig unterschiedlichen Therapieverfahren machen für Betroffene die Entscheidung enorm schwierig, wie sie sich im weiteren Verlauf verhalten sollen. Beratende Ärzte propagieren Behandlungsmethoden, mit denen sie gute Erfahrungen gemacht haben, die aber unterschiedlicher nicht sein könnten.

So preisen operativ tätige Ärzte die radikale Entfernung der Prostata an bis hin zu Spezialkliniken, die sich auf derartige operative Behandlungsmethoden spezialisiert haben. Wie kompliziert muss eine Operation sein, wenn sie nur von Spezialisten durchgeführt werden kann? Zumal spezialisierte Radiologen für sich in Anspruch nehmen, mit einer Bestrahlung gleich gute Ergebnisse zu erzielen.

Extrem verunsichernd ist aber auch, das Abwarten und Nichtstun ebenfalls eine mögliche Option ist. Letztlich kann und sollte der Patient entscheiden, welcher Weg für ihn der richtige ist. Alle Möglichkeiten der Behandlung sollten ihm vertraut sei. Letztlich kann nur er entscheiden, welchem Arzt mit welcher Behandlungsmethode er am meisten vertrauen kann. Katastrophal ist, wenn ein Patient im Anschluss an eine medizinische Intervention feststellen muss, dass ein anderes Vorgehen besser gewesen wäre. Sind sie aber subjektiv davon überzeugt, sich richtig entschieden zu haben, sind eventuelle Nebenwirkungen der Behandlung wesentlich besser zu ertragen und werden besser akzeptiert. Drei Fallbeispiele mit unterschiedlichen Behandlungsstrategien von anfänglichem extremem Nichtstun über Interventionen in kleinen Schritten bis hin zu erfolglosen maximalen Maßnahmen sollen dies verdeutlichen.

Vor 30 Jahren tastete der Urologe bei einem 50-jährigen Zahnarzt während einer Kontrolluntersuchung nach früheren Harnröhrenentzündungen einen verdächtigen Knoten an der Prostata. Eine Gewebeprobe für eine weitere Diagnostik wird abgelehnt. Der Patient ist ein Vertreter komplementärer Behandlungsmethoden auf Naturheilbasis. Er benutzt die Elektroakupunktur als bioelektrische Funktionsdiagnostik behandelt mit Homöopathie und zusätzlich Kleinblütigen-Weidenröschen-Tee morgens und abends kalt getrunken. Weitere Kontrollen in den folgenden 20 Jahren zeigen einen langsamen PSA-Anstieg auf dreistellige Werte und im MRT Knochenmetastasen. Auch weil die Befunde eindeutig für ein Prostatakarzinom sprechen, wird ein feingewebliche Untersuchung abgelehnt. Eine antihormonelle

Behandlung in Verbindung mit Fastenkuren bewirken ein Abfallen der PSA-Werte in einstellige Bereiche und eine nachweisliche Rückbildung der Metastasen. Die antihormonelle Therapie erfolgt nicht wie angegeben alle drei Monate, sondern in wesentlich größeren bis zu 9 Monaten andauernden Abständen und einer 2-jährigen Pause. Reste der Depotinjektion aus der Spritze werden homöopathisch aufbereitet und helfen bei den lästigen Nebenwirkungen im Rahmen der antihormonellen Therapie, z. B. Hitzewallungen. Der mittlerweile 80-jährige Patient ist passionierter Reiter und genießt täglich beschwerdefrei sein Hobby.

Der zweite Patient hatte ebenfalls vor 30 Jahren eine Gewebeprobe bei einem auffälligen Befund im Bereich der Prostata abgelehnt. Der lokale Befund wurde fünf Jahre lang lediglich kontrolliert. Eine langsame Vergrößerung des suspekten Knotens an der Prostata über einen Zeitraum von fünf Jahren hat dann den Patienten davon überzeugt, genauere Informationen über die Beschaffenheit seiner Prostata zu erhalten. Eine Gewebeprobe ergab dann wie erwartet ein Prostatakarzinom. Operative Maßnahmen wurden abgelehnt. Alternativ wurde 5 jahrelang antihormonell behandelt. Zehn Jahre nach dem ersten Befund kam es nach anfänglicher Besserung zu einem Rezidiv und eine Bestrahlung von außen beruhigte das Geschehen erneut um weitere fünf Jahre. Nach 15 Jahren war dann wiederum fünf Jahre lang eine erneute antihormonelle Therapie erfolgreich. Nach 20 Jahren und erneuter Verschlechterung wurde die Prostata mit einem neu entwickelten Therapieverfahren von innen bestrahlt. Weitere zehn Jahre waren gewonnen. Unter dieser Therapie in einzelnen Schritten war der Patient drei Jahrzehnte lang beschwerdefrei. Erst 30 Jahre nach dem ersten Verdacht ist der Patient an einem Multiorganversagen mit fast 80 Jahren gestorben. Vorausgegangen war eine zusätzlich erhebliche Schwächung des Organismus durch eine Chemotherapie bei einem weniger zurückhaltenden und mehr aggressiv agierenden Urologen.

Bei beiden Patienten ist auffällig, dass letztlich sie selbst nach entsprechender Beratung darüber entschieden haben, welche

Therapie für sie zur Anwendung kam. Sie hatten für sich das Gefühl und waren auch davon überzeugt, alles richtig zu machen. Beim ersten Patienten wurde diese Einschätzung sogar von einer renommierten Institution auch anderenorts ärztlich bestätigt. Denn das Vertrauen und der Glaube daran, das Richtige für seinen Organismus getan zu haben, hat mit Sicherheit Selbstheilungskräfte von nicht unerheblicher Bedeutung mobilisiert.

Der dritte Patient, ein Rechtsanwalt, hatte sich mit 60 Jahren in eine Chinesin verliebt. Er war sehr unglücklich in der eigenen Familie mit Kindern, die er aber nicht aufgeben konnte. Daraufhin hat ihn die große Liebe seines Lebens verlassen und sich nach China zurückgezogen. Damit hat er, wie er selber feststellen musste, eigentlich aufgehört zu leben. Er erkrankte an einem Prostatakarzinom. Alle therapeutischen Maßnahmen von der totalen Prostataentfernung über eine Nachbestrahlung bis hin zur anti-hormonellen und Chemotherapie waren ohne Wirkung. Er ist letztlich relativ kurzfristig an seinem Prostatakarzinom verstorben.

Diese drei Fallbeispiele zeigen, wie entscheidend die individuelle Einstellung einen Krankheitsverlauf beeinflussen kann. Es sind aber nur extreme Einzelbeispiele und in keiner Weise repräsentativ. Sie sollen nur anregen, gegebenenfalls über derartige Zusammenhänge nachzudenken, denn darüber, wie Selbstheilungskräfte wirken könnten und zu aktivieren sind, wissen wir bisher äußerst wenig.

9. Zusammenarbeit mit Selbsthilfegruppen

Nach einem Vortrag über den Umgang mit Tumorpatienten für die Hamburger Urologen wurde ich von einer Tumorselbsthilfegruppe eingeladen. Ich war neugierig auf eine Diskussion mit Betroffenen. Dem waren zwei Erlebnisse aus der Praxis vorausgegangen, die ich kurz schildern möchte.

Eine 67-jährige Patientin mit fortgeschrittenem Blasenkarzinom wird nach fünf Zyklen und anfänglicher deutlicher Remission unter Chemotherapie mit therapieresistenten Lymphknotenmetastasen aus der Klinik mit der Bemerkung entlassen: „Leider ist keine weitere Therapie möglich, wir empfehlen die Kontaktaufnahme mit einer Selbsthilfegruppe."

Ein 85-jähriger Patient mit Stauungsnieren bds. bei lokal fortgeschrittenen Blasenkarzinom bekam Ureterschienen bds., um eine Urämie abzuwenden. Diese führten wiederholt zu massiven Hämuturien, so dass über einen Dauerkatheter die Blase mehrfach freigespült werden musste. Der Patient, ein Kapitän, lebte mit seiner Ehefrau in einer wunderschönen Wohnung über dem Hamburger Hafen. Wir waren uns darüber einig, dass der Patient die letzten Wochen oder Monate seines Lebens mit Blick auf die ein- und auslaufenden Schiffe noch genießen sollte. Ich bot an, notfalls rund um die Uhr für eine schmerzlose Blasenentleerung zu sorgen. Zwei Wochen später wurde er auf Betreiben der Ehefrau stationär eingewiesen. Die „Schweinerei" mit dem blutigen Urin sei nicht länger zu ertragen gewesen und die Nachbarn hätten gemeint, da müsse doch noch etwas zu machen sein. In der Klinik wurde lediglich massiv sediert. Der Patient starb drei Tage nach der Einweisung.

Die erste Patientin, die sich von den Ärzten aufgegeben fühlte, war völlig verzweifelt. Mit ihrem Schicksal alleingelassen, hatte sie eine panische Angst davor, allein auf sich gestellt, sterben zu müssen. Sie erwartete von mir keine Heilung, war aber glücklich, als ich ihr meinen Beistand bis zum Ende anbot. Die Selbsthilfegruppe, die mich eingeladen hatte, konnte diese Patientin später soweit motivieren, dass sie für einen längeren Zeitraum erstmals ihre Tochter und ihr Enkelkind in Israel besuchte. Relativ schmerzfrei überlebte sie anderthalb Jahre.

Bei dem zweiten Patienten hätte ich mir eine Selbsthilfegruppe gewünscht, die die Ehefrau motiviert hätte, die Pflege ihres Mannes bis zuletzt zu Hause zu übernehmen. Objektiv wäre dies möglich gewesen. Eine individuelle Pflege durch Angehörige ist immer einer professionellen Hilfe vorzuziehen, vorausgesetzt, die Angehörigen werden dabei unterstützt, denn sie haben häufig das Gefühl, etwas falsch zu machen, noch verstärkt in Form „guter Ratschläge" durch Nachbarn.

Mein Besuch in der Gruppe.

Einmal im Monat treffen sich 10 bis 15 Frauen in einem Gemeindesaal für etwa zwei Stunden bei Kaffee und Kuchen. Männer haben bisher keinen Zugang gefunden. Die Organisation dieser Treffen wechselt. Es gibt immer wieder Gerangel um die Position der Leitung. Die Frauen befinden sich in unterschiedlichen Tumorstadien. Bei fortschreitender Erkrankung werden Hausbesuche organisiert. Außerdem besteht ein intensiver telefonischer Kontakt. Die Teilnahme ist freiwillig. Eine Pause wird mit dem Motto akzeptiert: "Man kann es nicht immer ertragen."

Die Gruppe hat sich aus dem Gefühl heraus zusammengefunden, allein gelassen worden zu sein – auch von Ärzten. Durch falsches Mitleid, aber auch durch übertriebene Fürsorge fühlten sich die Gruppenmitglieder missverstanden. Ein Gruppenmitglied formulierte es so: „Wir fühlen uns ausgesperrt, Nichtbetroffene können unsere Probleme nicht verstehen." Tumorkranke haben oft Gefühle von Angst, Bedrohung und Verzweiflung, über die Nichtbetroffene nicht reden wollen. In den Selbsthilfegruppen können Gedanken und Erfahrungen in einer Art und Weise ausgetauscht werden, wie es sogar mit vertrauten Angehörigen kaum möglich ist.

Neben dem Gefühl des Ausgesperrtseins wurden Gefühle von Entwertung diskutiert. Die Organisation der Gruppentreffen sorgt für Anerkennung und wirkt den Gefühlen der Entwertung entgegen. Die Rangeleien um die Position der Leitung sind Ausdruck dieser Haltung. Man hat wieder wie im richtigen Leben eine verantwortungsvolle Aufgabe.

Beeindruckend offen diskutieren die Gruppenmitglieder über ihr Krankheitsstadium. Aus Angst, Hoffnungen zu zerstören, neige ich als Nichtbetroffener zur Beschönigung. Inzwischen antworte ich auf Fragen von Patienten wahrheitsgemäß, betreibe jedoch keine Aufklärung um jeden Preis, sondern überlasse das Ausmaß dem Patienten. Aufklärung sollte immer ein Prozess sein, der so viel Information liefert, wie der Patient gerade verkraften kann und bereit ist, zu akzeptieren. Indem ich dem Patienten Gelegenheit gebe, über therapeutische Maßnahmen mit zu entscheiden, übertrage ich ihm Verantwortung und Werte ihn auf. Die Mitglieder der Selbsthilfegruppe hatten einen beeindruckenden Aufklärungsprozess durchlaufen und waren über ihre Erkrankung bestens informiert. Dennoch waren keinerlei Gefühle von Hoffnungslosigkeit zu spüren, sondern bei allen eine erstaunliche Lebensfreude.

Daran änderte sich auch nichts, als zum Schluss über das Sterben diskutiert werden sollte. Nur ich hatte das Gefühl, dieses Thema in dieser Situation lieber nicht ansprechen zu wollen. Um so erstaunter war ich, das gerade dieses Thema kein Tabu war und von allen am ausführlichsten diskutiert wurde. Nur ich hatte Angst, darüber zu reden. Diese Angst wurde mir schnell genommen. Im Gegensatz zu den Gruppenmitgliedern konnte ich über Erfahrungen mit Sterbenden berichten und dazu beitragen, falsche Vorstellungen auszuräumen. Auch ich habe viel dazugelernt und inzwischen keine Angst mehr, über den Tod zu reden. Ich überlasse es aber den Betroffenen, dieses Thema anzusprechen, und signalisiere lediglich meine Bereitschaft mit einer Frage: „Gibt es noch etwas, über das sie mit mir reden möchten?"

Zusammenfassend habe ich positive und sehr lehrreiche Erfahrungen mit der Selbsthilfegruppe gemacht. Ich kann allen Kollegen raten, solche Kontaktangebote zu nutzen. Mit Sicherheit ist es eine Bereicherung für beide Seiten. Als Mitglied des Ärztekammerausschusses für die Zusammenarbeit mit Selbsthilfegruppen habe ich bei Bedarf entsprechende Hilfe angeboten.

10. Leben und sterben – Wo ich hingehöre

Früher wurde sie „Engelchen" genannt, auch weil sie ein Engel war. Als studierte Sozialpädagogin lag es ihr besonders am Herzen, den Schwachen und Hilflosen beizustehen. Kein Problem war ihr zu schwierig. Je größer die Schwierigkeiten sind, umso mehr war es für sie eine zu meisternde Herausforderung. Ihr Einsatzgebiet war die in Hamburg berühmt- berüchtigte Hamburger „Feuerbergstraße", eine damals noch geschossene Anstalt für schwer erziehbare Mädchen als letzte Station vor der Jugendvollzugsanstalt. Willi wie sie in ihrer aktiven Zeit auch genannt wurde, als Erzieherin in schwarzem Lederrock, schwarz lackierten Fingernägeln und Plateaustiefeln, genoss größtes Ansehen bei ihren Schützlingen. „Wenn du in Willis Gruppe kommst und machst, was sie sagt, geht es dir hier gut", war ihr Slogan. Beliebt war die Frage: „Willi, wenn ich geduscht habe, darf ich dann heute Abend beim Fernsehen neben dir sitzen?" Denn Nähe und auch Körperkontakt waren erlaubt, etwas, was die „gefallenen Mädchen" nicht kannten. Für den Beweis, dass Nähe und Vertrautheit in einer zwischenmenschlichen Beziehung von existenzieller Bedeutung ist, hat sie eine am auffälligsten sozial gestörte junge Frau nach deren Entlassung unter ihren persönlichen Schutz genommen. Integriert in die eigene Familie mit liebevoll gestalteten Weihnachtsfesten, Geburtstagen usw. wurde „Moni" in Willis Familie nicht nur sozialisiert, sondern quasi als deren kleine Schwester auch liebevoll aufgenommen, sodass aus einer asozialen, rotzfrechen und wild um sich schlagenden Rockerlady ein fürsorgliche junge Frau wurde, die später einen pflichtbewusst arbeitenden Flugzeugmechaniker geheiratet hat.

Geheiratet hat Willi dann einen alleinerziehenden Vater, dem sie dabei half, seinen behinderten Sohn trotz seines Handicaps in das Leben zu integrieren. Ihrer engelhaften Geduld, aber auch ihrer konsequenten Durchsetzungskraft ist es zu verdanken, dass der Sohn nicht in einer beschützenden Einrichtung landete, sondern inzwischen seit 25 Jahren unterbrochen in einer festen Anstellung an einem normalen Arbeitsplatz beschäftigt ist und unabhängig von staatlicher Unterstützung ein eigenständiges und auf sich gestelltes Leben führt.

Mit der gleichen Konsequenz hat sie auch ihr weiteres Leben gestaltet und sich liebevoll und aufopferungsvoll um alles gekümmert. Für viele Menschen war sie der „Engel auf Erden". Viele ihrer Freunde spürten eine innere Verbundenheit mit ihr, die auch im Herzen zu spüren war. Aber bei ihrem Engagement für andere wurden eigene Interessen, ein zufriedenstellendes und geruhsames Leben zu führen total verdrängt. Ihr extremes Engagement, sich aufopfernd um andere zu kümmern, führte immer häufiger zu einer körperlichen Überforderung und Schwächeanfällen, besonders, wenn andere eigene Vorstellungen von den Dingen hatten, die nicht ihresgleichen waren, konnte sie nur noch feststellen: „Ich verstehe die Welt nicht mehr. Das ist nicht mehr meine Welt oder in dieser Welt will ich nicht mehr leben."

Dieser gewaltige innere Konflikt bewirkt, bedingt durch Dauerstress, körperliche Reaktionen in Form von krampfartigen Verspannungen vom Rücken bis in die Extremitäten, zu Tinnitus und auch zu einer enormen Schwächung des Immunsystems mit all seinen Folgen bis hin zur Entstehung von Krebserkrankungen.

Erst nach einer altersbedingten Erkrankung des Ehemannes, als Bedenken bezüglich ihrer Einsatzfähigkeit dem kranken Ehemann gegenüber aufkamen, war sie bereit, den eigenen Gesundheitszustand überprüfen zu lassen. Dabei wurde dann völlig überraschend nicht nur Brustkrebs, sondern auch ein fortgeschrittenes Bronchialkarzinom diagnostiziert.

Ich glaube, wenn ständige Konflikte und Belastungen im Leben langwierig so massiv auf das Immunsystem schwächend wirken und Betroffene sagen: „Das bringt mich um!", dann findet die Natur auch Mittel und Wege, diese Einstellung umzusetzen. Oft wurde mir von meinen Patienten, die an Krebs oder ähnlich todbringenden Leiden erkrankt waren, ein derartiger Verlauf bestätigt. Auffällig für mich war, dass diese Patienten nicht mehr daran interessiert waren, länger zu überleben. Diese Einsicht stand ganz im Gegensatz zur Überzeugung vieler Ärzte, für die ein langes Überleben das höchste aller Ziele ist. Natürlich sollte bei einer Chance auf Heilung alles medizinisch Mögliche versucht werden. Dabei sollte nicht vergessen werden, den auslösenden Konflikt einschließlich der seelischen Belastung ebenfalls zu behandeln, weil er häufig stärker krank machend wirkt, als medizinische Maßnahmen helfen.

Bei einer infausten Prognose ist der Wunsch, das Leben möglichst schnell in Würde zu beenden, für mich durchaus nachvollziehbar. Noch nie habe ich in solchen Situationen erlebt, dass für Betroffene ein längeres Überleben wünschenswert war. Im Gegensatz dazu werden von der Pharmaindustrie Medikamente, die das Leben um einige Monate verlängern, als große Errungenschaft propagiert. Niemals sollte die Hoffnung aufgegeben werden, vielleicht doch noch geheilt zu werden. Es ist eine Gradwanderung für Ärzte. Die Entscheidung, gegebenenfalls eine Therapie bezüglich einer weiteren gezielten Tumorbehandlung einzustellen, sollte immer in Absprache mit dem Betroffenen gefällt werden.

Bei meiner Patientin standen massive Knochenschmerzen ausgehend von Metastasen im Schambeinbereich im Vordergrund. Die einhellige Überzeugung der Strahlenmediziner lautete: „Diese Schmerzen machen wir ihnen weg!" Die wegen der aufwendigen Transporte dorthin folgende Schmerzbestrahlung war enttäuschend und wurde von Schmerztherapeuten im Rahmen der weiteren palliativmedizinischen Maßnahmen wie folgt kommentiert: „Schmerzen können wir lindern, aber nicht vollkommen wegmachen!"

Die Mittel der Wahl sind dann Opiate, deren Wirkung dosisabhängig ist. Zu viel bedeutet, dass Patienten überbetäubt nicht mehr am Leben teilnehmen können. Andererseits ist bei zu geringer Dosierung die schmerzlindernde Wirkung ungenügend. Außerdem lähmen sie die Darmtätigkeit. Abführmittel mit all ihren Folgen sind unvermeidbar. Wie ist es dann bei einer infausten Prognose möglich, ein leidlich erträgliches Leben zu führen, wohlwissend, bald sterben zu müssen?

Nur wenige denken darüber nach, wenn es am Tag der Hochzeit heißt: „Bis das der Tod euch scheidet!" Es wird selten nachgedacht, was es bedeutet, am Ende des Lebens für den anderen da zu sein, um es mit ihm gemeinsam dort zu beenden, wo sich beide am wohlsten gefühlt haben. Normalerweise ist die häusliche Umgebung dafür am besten geeignet. Aus Angst, etwas falsch zu machen, werden viele von Angehörigen in entsprechende Institutionen abgeschoben.

Wenn aber in einer liebevollen und vertrauten Partnerschaft bereits vorher besprochen wurde, sich in dieser kaum zu ertragenden Situation helfend zur Seite zu stehen, ist es eine der edelste Aufgaben in einer Partnerschaft, dieses Versprechen dann auch wie besprochen umzusetzen.

Anfangs ist die Vorstellung eines Toilettenstuhls in der eigenen Wohnung unvorstellbar. Aber sehr schnell wird er zu einem unentbehrlichen Hilfsmittel. Letztlich ist die tägliche palliativ medizinische Betreuung und dreimal tägliche Versorgung durch spezialisierte Pflegekräfte in einem speziellen Pflegebett unvermeidbar. Unter diesen Voraussetzungen ist es möglich, dem geliebten Partner dabei zu helfen, diese Welt in Würde zu verlassen. Irgendwann müssen wir alle diesen Weg gehen und wenn uns dann eine liebevolle Begleitung zur Seite steht und wir diesen Weg nicht alleine gehen müssen, ist der Weg bis zum Abschied, glaube ich, leichter zu ertragen.

Auch für den Abschied nehmenden Partner können dabei Gefühle von inniger und vertrauensvoller Verbundenheit bis zum letzten Atemzug eine große Hilfe sein, um mit dem Schmerz, einen geliebten Partner zu verlieren, besser umgehen zu können.